FITNESS

GUIA HOLISTICA PARA PRINCIPIANTES

Comprender como alcanzar
una pérdida de peso duradera y
un bienestar físico completo

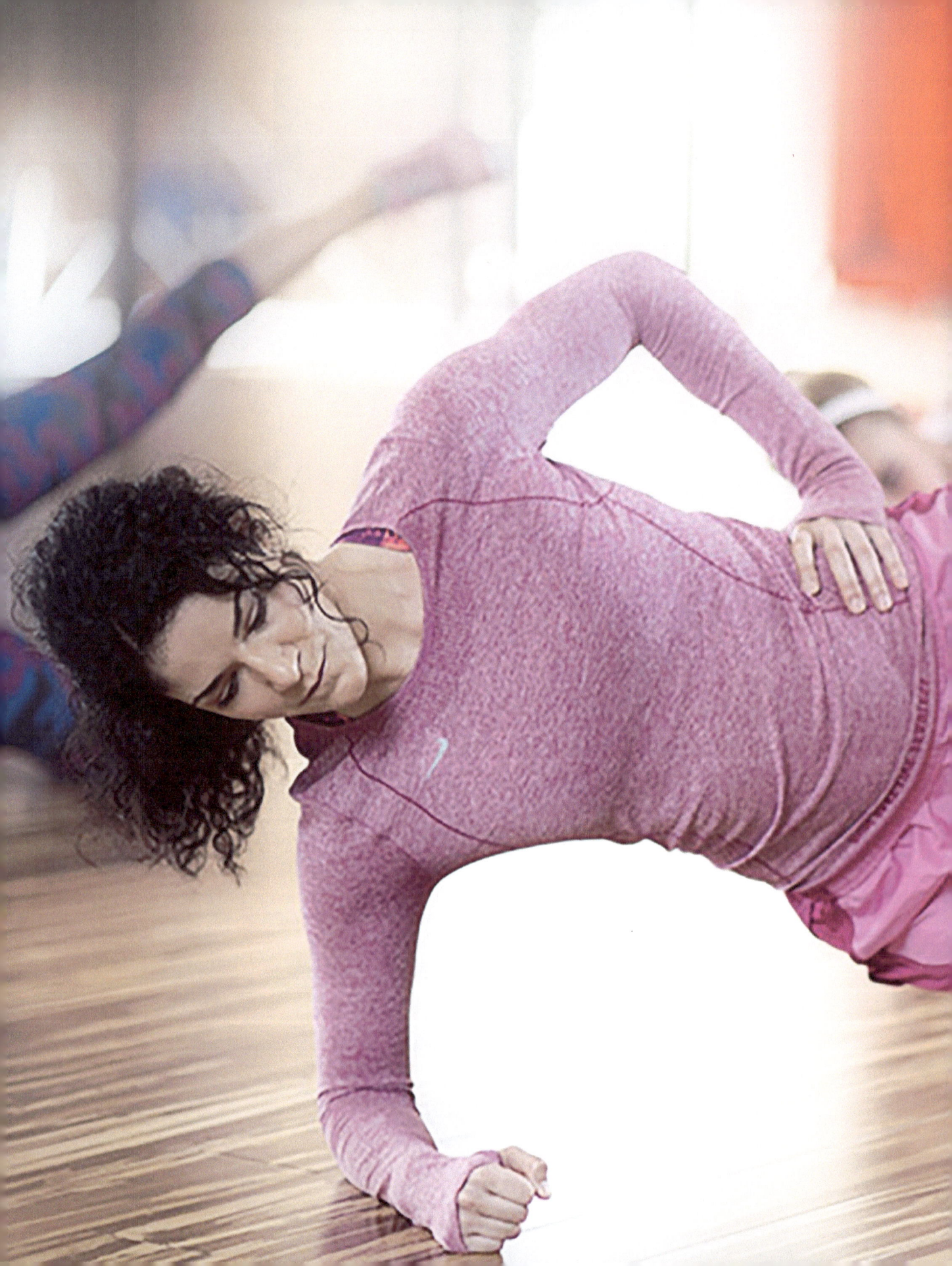

FITNESS

GUIA HOLISTICA
PARA PRINCIPIANTES

Comprender como alcanzar
una pérdida de peso duradera y
un bienestar físico completo

JASMIN BEDRIA

true he∆lth trifecta
HOLISTIC FITNESS

true he∆lth trifecta
HOLISTIC FITNESS

Aviso Legal:

La información e historias contenidas en este libro constituyen la opinión individual del autor y están basadas en observaciones personales, investigación, implementación, experimentación, y años de experiencia incluyendo, pero no limitadas a, servicios personales ofrecidos a respectivos clientes.

El material en este libro no pretende sustituir el consejo médico profesional. A pesar de que te exhortamos a tomar responsabilidad por tu propia salud a través de investigación sobre el tema, conocimiento, intuición, y sentido común, también te recomendamos consultar regularmente a un profesional de la salud o médico autorizado, para los asuntos relacionados con su salud, especialmente con respecto a cualquier síntoma que pudiera requerir un diagnóstico o atención médica.

Aunque el autor y el editor han hecho todo lo posible para asegurar que la información en este libro sea clara y correcta en la fecha de publicación, no asumimos y por la presente negamos responsabilidad alguna a terceros por cualquier, pérdida, daño, o disturbo causado por malinterpretaciones o problemas de comunicación, sin importar si estas malinterpretaciones o problemas de comunicación resultan en negligencias, accidentes, o cualquier otra causa.

El autor y el editor te aconsejan encarecidamente, como estupendo lector que eres, a asumir plena responsabilidad por tu seguridad y conocer tus límites. Antes de practicar las habilidades o sugerencias descritas en este libro, asegúrate de estar en buena salud y no corras riesgos más allá de tu nivel de experiencia, aptitud, entrenamiento y nivel de confort.

Además, por favor reconoce nuestro Aviso Legal de la Comisión Federal de Comercio (FTC): La versión descargada de este libro contiene links afiliados los cuales puedan aportar una ligera comisión al autor. Ejemplos de socios afiliados incluyen Amazon y Bodybuilding.com. Aseguramos que todos los productos o links sugeridos son totalmente relevantes, investigados, y respaldados por el autor. Estos links no afectan el costo al consumidor y pudieran incluso proveer descuentos al mismo. Haciendo click y comprando a través de estos links, la compensación será probablemente solo la suficiente para permitir al autor y al editor disfrutar de un café.

Corrección y Edición: Sharyn Essman

Portada y Diseño: Karen Hue

Traducción y transcripción al Español: Silvia Fernández de Alaiza

Para más información:

True Health Trifecta Holistic Fitness

http://www.TrueHealthTrifecta.com

Contacto: media@truehealthtrifecta.com

FITNESS: GUÍA HOLÍSTICA PARA PRINCIPIANTES

Comprender como alcanzar una pérdida de peso duradera y un bienestar físico completo

CAPÍTULOS

CUADERNO SUPLEMENTARIO Y GUIA RECOMENDADO:

The Workbook Into Wellness – y – Thè Grocery Store Tour Guide & Nutritional Workbook

Ambos están disponibles en TrueHealthTrifecta.com

Introducción

Iniciemos esta guía para principiantes, con algunas perlas de sabiduría por las cuales soy conocida por haber citado en una o dos ocasiones.

1. **No** existe una dieta universal perfecta.

2. Hay mucho más en la vida que la **obsesión** por la comida y el ejercicio físico.

3. Existe una manera de equilibrar el sentirse en forma y feliz mientras mantienes un cuerpo delgado y saludable **sin** sentirse limitado.

4. También es posible **ganar músculo o modelar tu cuerpo de la forma que imaginas**, con el correcto conocimiento, la debida diligencia, regularidad y esfuerzo consciente.

5. **El estrés forma parte de la vida de todos** y no tiene sentido comparar el tuyo con el de otros (y por esa razón, cualquier parte de tu "yo único" con los demás).

Manejar tu proprio estrés viviendo una vida activa, nutriendo tu cuerpo debidamente, y asegurando un descanso adecuado, es la **clave**... y este poderoso trío es lo que constituye la **Trifecta de la Verdadera Salud** (True Health Trifecta).

Esta es la realidad: nadie te conoce mejor que tú mismo. No, ni siquiera yo o tu médico, o cualquier otro entrenador o profesional, o incluso la persona que más te quiere en la vida. Sí, algunos de nosotros hemos pasado decenas de años – hasta vidas enteras – estudiando y entendiendo apasionadamente los numerosos aspectos de cualquier especialidad (en mi caso, ciencia nutricional, las funciones del cuerpo y el cerebro, la ciencia de los músculos y el ejercicio, la psicología del éxito, la importancia de las relaciones interpersonales) ... aun así, seré la primera en admitir que no estoy en la posición de imponer qué funcionará definitivamente para ti y qué reglas deberías seguir para poder tener éxito. ¿Pudiera mencionar datos científicos, resultados de estudios clínicos, qué ejercicios hacer para cada músculo, por qué te beneficiaría comer un alimento a una hora, o la importancia de la meditación o qué comidas te ayudarán en tu salud sexual? ¡Seguramente! ¿Pudiera compartir los detalles de lo que me ha funcionado o no personalmente? ¡Absolutamente! Pero todos los hechos del mundo sólo interesan cuando se trata de las funciones internas de cada individuo y las vastas diferencias de valores, hábitos, características, condiciones de vida, horarios, y en algunos casos, los genes (Nota que la genética no está en lo alto de esta lista).

La relación que comparto contigo, lector, y con mis clientes, tiene dos sentidos: **Yo pudiera darte consejos y respuestas de todo corazón, pero tú debes aportar la dedicación y la voluntad de implementar los cambios necesarios para visualizar el progreso y el éxito que deseas.**

Lo cierto es que, lo más que yo – o cualquier [inserte un profesional aquí] experimentado, educado, y honesto – puede hacer es usar mi amplia gama de conocimientos, experiencias, herramientas y metodologías para ayudarte a darte cuenta de tus capacidades y de qué es lo mejor para ti, navegar hacia los objetivos que tienes en mente, aprender cómo hacerlo, y apoyar tu éxito continuo para toda la vida.

Dicho todo esto, mi objetivo con esta guía es ayudarte a empezar a mejorar tu vida incrementando tu felicidad y disminuyendo tu estrés. En esta guía he reunido algunas de mis herramientas más útiles, consejos, percepciones, explicaciones, y respuestas a las preguntas más comunes. Además, te sugiero encarecidamente utilizar el **Cuaderno Suplementario para el Bienestar** – un registro diario de 12 meses para ayudarte a monitorear tu progreso y mantenerte en el buen camino mientras alcanzas tu propia Trifecta de la Verdadera Salud.

Por el hecho de que estás comprando esta guía y eligiendo saber más acerca de cómo puedes convertirte en tu versión más saludable, sólo quiero decirte cuán INCREÍBLE eres y enviarte un gran abrazo. Confía en mí: tomar medidas es un primer paso poderoso y algo para ser genuinamente admirado.

El resto de lo que comparto en las páginas siguientes es un poco diferente de mis otros libros o trabajos, ya que quería hacer de este algo simple y fácil de seguir por ti. He dejado una reflexión más larga, estrechamente detallada y personal para mi próxima autobiografía de fitness, The Vicarious Diet, tratando de hacer que esta guía sirva como una referencia inmediata para tus necesidades de fitness holístico.

Ya sé, ya sé... dije eso y de todas formas esta terminó siendo una guía "corta" bastante larga...

Si ya has terminado esta guía para principiantes, y tienes preguntas, comentarios, o buscas un asesoramiento o un entrenamiento personalizado, puedes contactarme directamente visitando TrueHealthTrifecta.com o mandando un email a Jasmin@truehealthtrifecta.com. Incluso si yo solo recibo un cierto número de personas a la vez para asegurar los mejores servicio y atención, trato de responder cada email personalmente, así como desde mi página FAQ o a través del canal de YouTube de True Health Trifecta.

También puedes publicar cualquier pregunta o comentario directamente en la página Facebook de True Health Trifecta para ser visto por todos, y potencialmente ayudar a responder preguntas que otros lectores curiosos son muy tímidos para preguntar.

¡Ahora, comencemos! ☺

PARA COMENZAR

Cuando me refiero a "salud holística" o "fitness holístico" a lo largo de esta guía, me estoy refiriendo al bienestar óptimo de tu cuerpo y mente, y felicidad. En estas páginas hablaremos de opciones efectivas relacionadas a los aspectos de la nutrición, el ejercicio, y bienestar emocional.

Como dije en la introducción, quiero que utilices la información de esta guía para formar tu propia opinión sobre lo que funcionaría mejor para alguien como tú. Según tu propia vida, experiencia, nivel de fitness y punto de partida en general, el objetivo es que escojas los detalles para tu éxito, y así asegurar un progreso continuo una vez que llegues a la última página.

Vayamos al tema y empecemos hablando de una de las mayores celebraciones que existen: el Año Nuevo.

Específicamente, hablemos acerca de los míticos **Metas para el Año Nuevo.**

La mayor razón por la cual muchos proyectistas pierden el impulso tan rápidamente, es porque la mayoría de la gente, en la emoción del Nuevo Año, acumulan demasiados cambios a la misma vez. Seamos honestos: ¿cuántas veces has – con la más sincera determinación – prometido hacer del 1ro de enero el principio de un tú más saludable, en forma, activo, fantástico, superhéroe-sexy, super maravilloso?

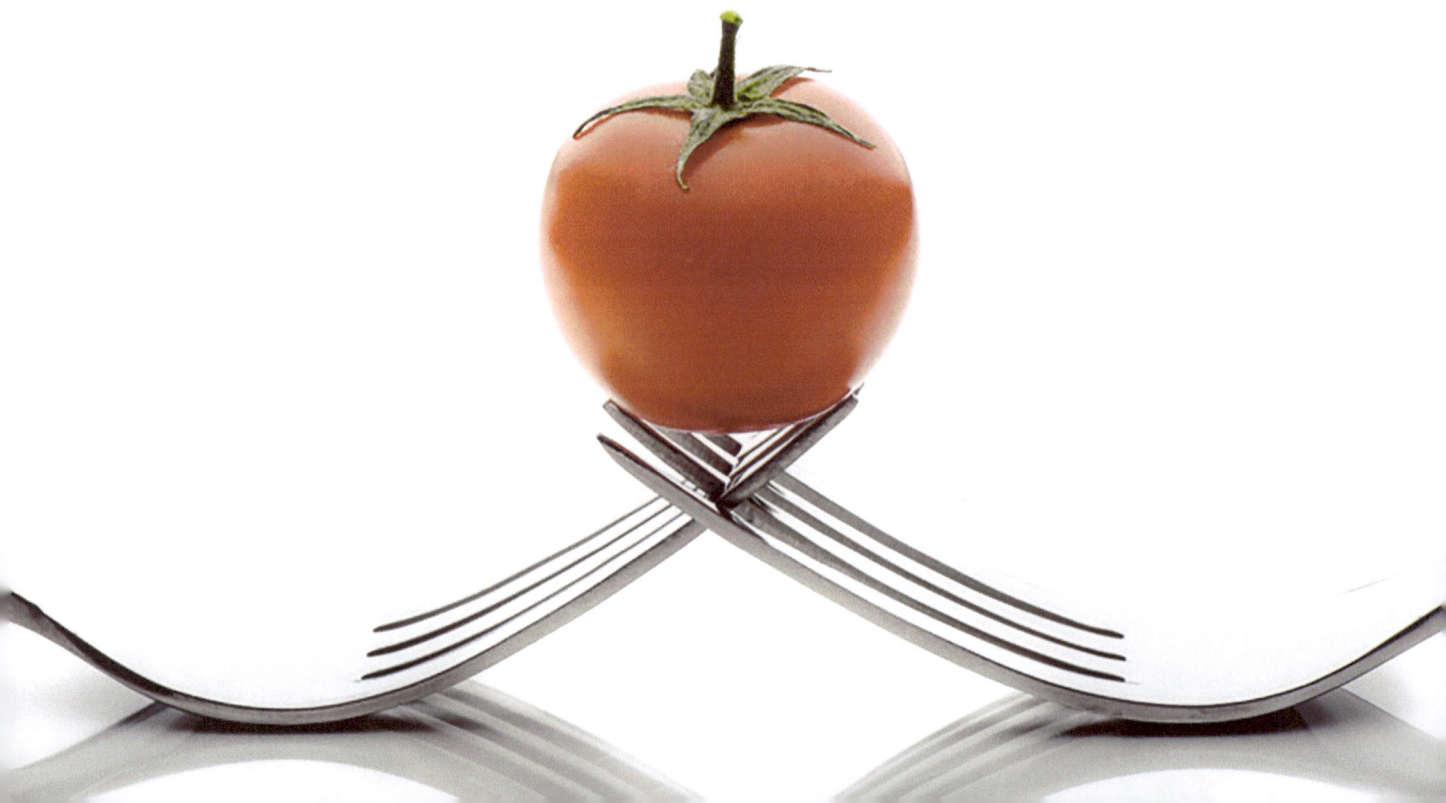

¿Y cuantas veces has seguido la típica ruta creándote un montón de reglas que incluyen "ir al gimnasio todos los días por una hora Y eliminar los postres Y beber solo una vez a la semana Y meditar diariamente Y ser los mejores madre y padre del mundo Y obtener un ascenso en el trabajo Y viajar a Fiji Y aprender acrobacias con fuego Y FINALMENTE alcanzar mi peso ideal! Siiiiiiii, , *2016 Y MÁS ALLÁ !"?*

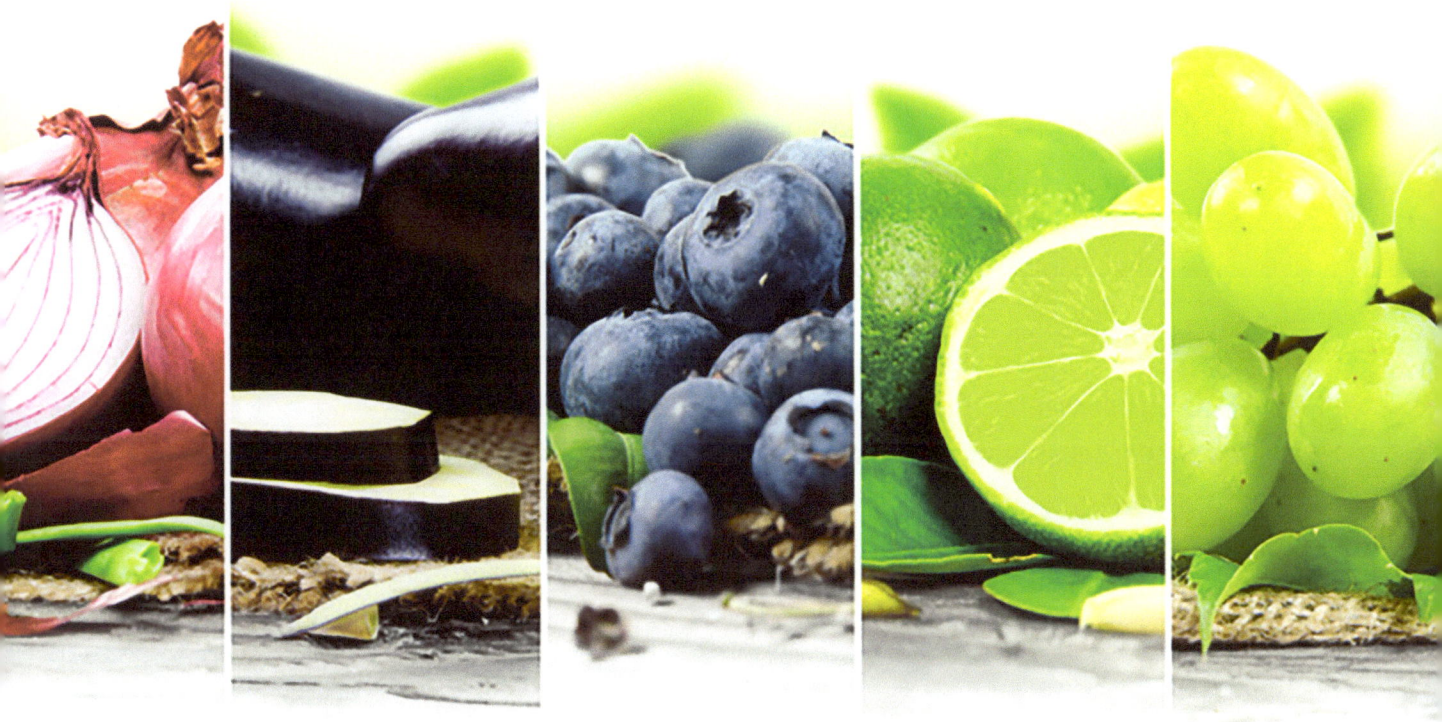

Bueno, pues este año, es el momento de convertir lo **radical** en lo **razonable**.

Por supuesto, no pierdas ese arrojo que traen los nuevos comienzos, porque el entusiasmo es una cualidad hermosa y contagiosa. Pero, a veces, ese entusiasmo y fervor pueden cegar los verdaderos esfuerzo y planificación que se necesitan para progresar.

Este año, antes de hacer cualquier lista de lavandería y sobrecargarte, pregúntate esto: "¿Qué cosa sé que puedo hacer todos los días por un mes completo para una mejor salud, fitness y felicidad?"

En pocas palabras, tu mejor opción para alcanzar y sostener una salud para toda la vida no es bombardearte con una enorme lista de propósitos completamente ajenos a tu estilo de vida, sino **comenzar, con una rutina nueva y realística a la vez.**

Estudios han mostrado que implementando un único habito a la vez, la probabilidad de mantenerlo un año después, es mayor del 80%... pero ¿cuál es la probabilidad si implementas dos hábitos? Menos del 35% (y, olvídate de tres nuevos hábitos: existe menos del 5% de probabilidad de seguir practicándolos para el fin del año).

Te sugiero escoger un nuevo hábito de fitness holístico el cual sepas mantener, diariamente, por todo un mes. Para el final del año te sentirás maravillosamente y verás los resultados, de haber asimilado 12 o más nuevas prácticas saludables en tu rutina, para siempre ... en vez de empezar con todo el impulso el 1ro de enero, solo para estar de vuelta a la arrancada en febrero. Lo importante es ser honesto y realista contigo mismo enfocándote en la constancia, y finalmente viviendo una vida más sostenible, saludable y feliz.

Mientras lees esta guía, toma nota de lo que te interesa, lo que veas reflejado en ti, y lo que puedas verte llevando a cabo. Te invito a tomar notas, resaltar, o marcar cualquier cosa que te parezca importante – aún si el esfuerzo o el consejo parece simple y fácil.

Una vez que termines de absorber toda la información brindada aquí, usa el **Cuaderno Suplementario para el Bienestar** para progresar con el plan hecho por ti mismo, y poner en práctica todo lo que has aprendido. Encontrarás recursos adicionales en cuaderno, el cual será tu diario personal para asegurar un éxito duradero. Estos incluyen una lista de sugerencias para emplear como tus nuevos hábitos mensuales, registros imprimibles, ejercicios para la confianza en ti mismo, y más.

Por mucho que todos adoramos las galletas, este es un plan basado en cero reglas, eliminador de galletas. Esta es tu oportunidad para convertir una estereotipada Resolución de Año Nuevo en el arranque del año en el que finalmente lo lograste y mejorar todos los factores de tu salud holística. Se trata de finalmente tomar las riendas y crear lo que funcionará mejor para ti.

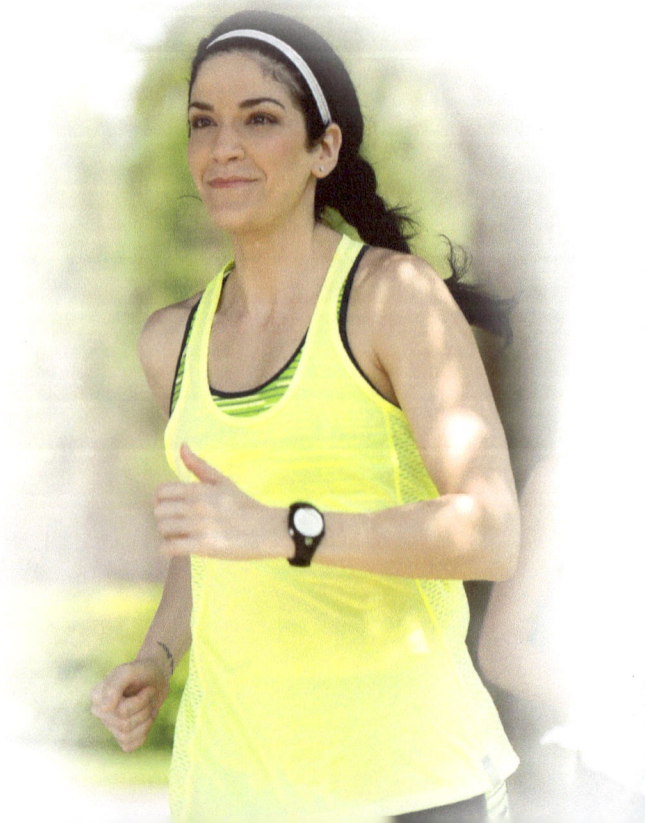

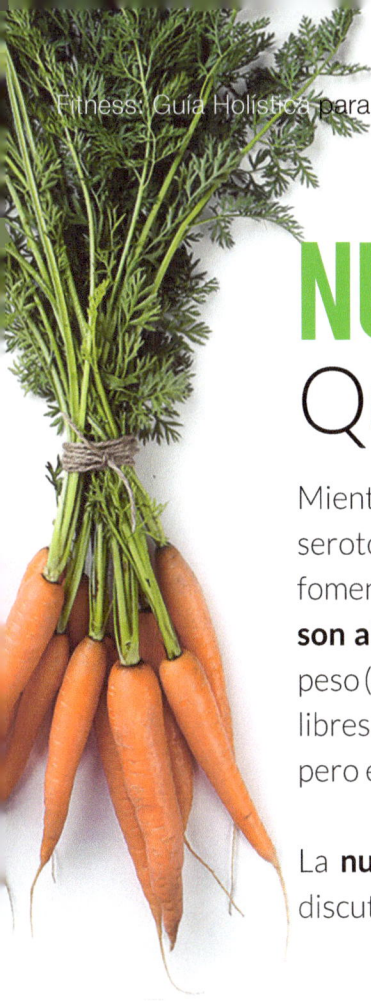

NUTRICION:
Qué debería *comer?*

Mientras el ejercicio contribuye a una óptima salud incrementando la serotonina (el químico feliz en tu cerebro), formando los músculos y fomentando un corazón saludable, **los alimentos que pones en tu cuerpo son al final los que más importan**, desde el punto de vista de pérdida de peso (o ganancia), actividad diaria, claridad de la piel, niveles de energía, estar libres de dolencias o enfermedades... podría continuar interminablemente, pero entiendes la idea. La nutrición importa **muchísimo.**

La **nutrición** importa tanto que – como muy pronto verás – es el tema discutido en la gran mayoría de esta guía.

Como dije en la introducción, no existe una dieta universal, mágica, única e irremplazable para cada ser humano. Existen, sin embargo, alimentos que son universalmente mucho más beneficiosos para una salud holística (*como alimentos integrales*) así como alternativas no muy brillantes (*como alimentos procesados o comida "chatarra"*).

Por el bien de la brevedad y para aportar la información más razonable y sostenible acerca de las "dietas", no voy a entrar en el conteo de calorías o cálculos específicos en esta guía. No solo existen infinitas herramientas de cálculo online para asistir a aquellos que han decidido tomar esa ruta, sino que, en el enorme conjunto de circunstancias, he aprendido que el juego de los números no es necesariamente el camino más saludable ni efectivo a seguir, cuando se habla de una relación con la comida pacífica y libre de estrés a largo plazo.

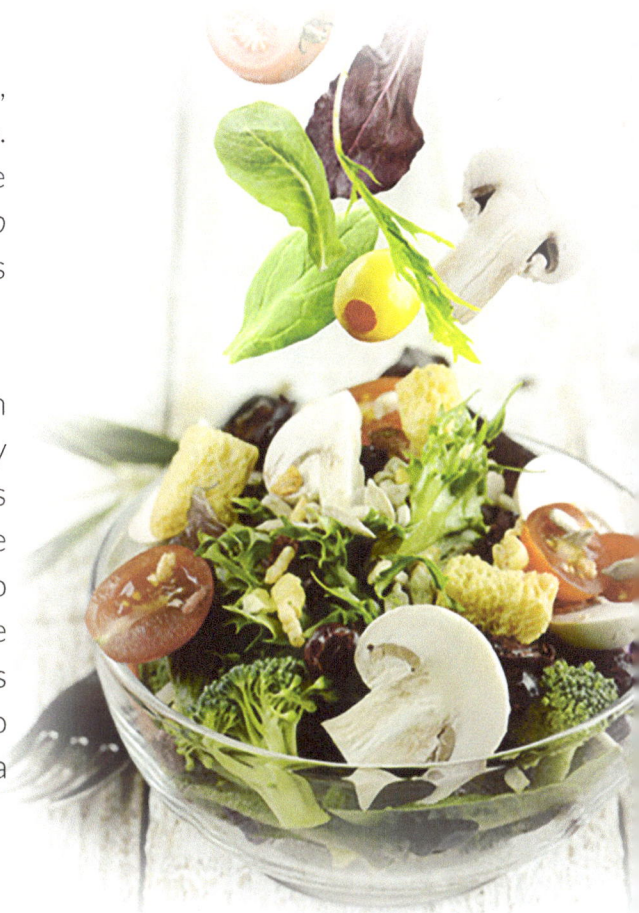

Cuando se trata de verse, sentirse y funcionar lo mejor posible de por vida, y permitir que tu cuerpo alcance su peso natural saludable, el secreto nutricional no es realmente un secreto. Lo resumiré a las siguientes reglas generales:

- Mantente hidratado (con agua y alimentos ricos en líquidos)

- Escoge alimentos que estén más cercanos a la naturaleza (esto puede incluir frutas, vegetales, frutos secos, semillas y granos. Frescos y congelados son ambas, las mejores opciones cuando se trata de calidad).

- Come solo cuando tengas hambre físicamente (y para cuando estás confortablemente satisfecho)

- Escucha lo que te está diciendo tu cuerpo (como qué tipo de comidas crean una panza pesada o indigestión, cuales generan más energía, cansancio en la tarde, náuseas, problemas en la piel, confusión o incluso cambian tu *ejem* fragancia y sabor personal.

Sí, eso es verdaderamente todo. Gran secreto, ¿no?

Claro que – y ahora es cuando esa "individualidad" entra en juego – asegúrate de considerar tus alergias o aversiones cuando escojas algunas comidas. ¿No soportas el brócoli? No te preocupes. Existen otros cientos de vegetales para escoger. ¿Te encantan los plátanos? Un experimento personal que llevé a cabo me hizo disfrutar ocho o más plátanos al día.

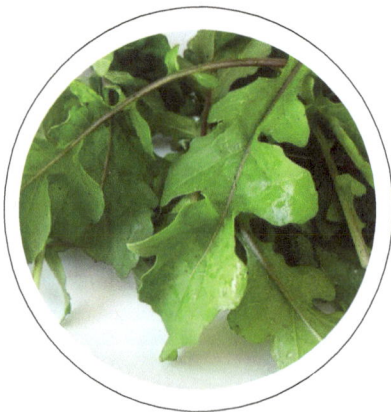

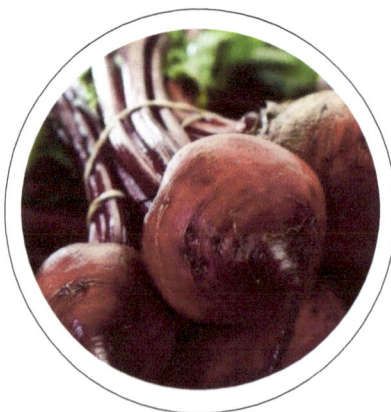

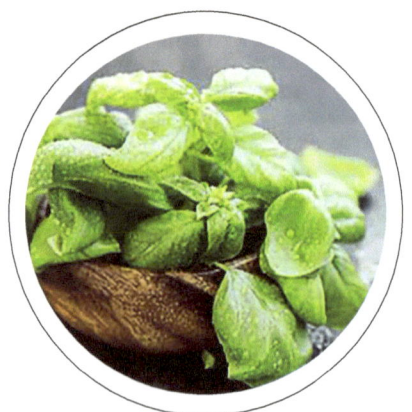

Ahora, si piensas que estas pautas suenan muy sencillas, no es una sorpresa. Para muchas personas en estos días, tomar una ruta simple resulta ser más difícil que buscar el éxito a través de la complejidad. Muchos de nosotros asumimos que la mejor o única manera de hacer las cosas es la más multifacética, intrincada y tediosa, cuando en realidad, consiste en solo sentarse y comerse ese Pedazo de Torta, bocado a bocado, disfrutando el proceso sin ninguna distracción.

Este es el momento de regresar a los conceptos básicos. Te invito a empezar dando un paso atrás y abandonar la costumbre de complicar excesivamente los aspectos más naturales de tu vida – especialmente los ínfimos detalles dietéticos, la obsesión con hacer ejercicios o la mentalidad "o todo o nada" cuando se trata de tu bienestar general.

En el mundo de la nutrición, existen *cientos* de dietas increíblemente intrincadas y reguladas que sostienen ser el Santo Grial. Pero el hecho es que, la solución que parece más simple puede también ser las más difícil, en dependencia de cuáles son tus hábitos actuales.

POR EJEMPLO:

- Hacer del agua y el té tus bebidas de preferencia después de años de vivir de sodas y café no es necesariamente fácil...

- Replantear tu definición de alimentos "saludables" de empaquetados y porciones controladas o batidos instantáneos, a alimentos verdaderamente frescos puede ser una proeza...

- Comer de acuerdo a un horario establecido o como reacción a una angustia emocional, en vez de estar realmente sincronizado con tu organismo físico requiere mucha conciencia y práctica...

- Cambiar tu rutina de consumo elevado de alcohol con los mismos amigos todos los fines de semana a quedarse en la casa, sin beber, o darse cuenta que quizás necesitas amigos con diferentes intereses es definitivamente difícil...

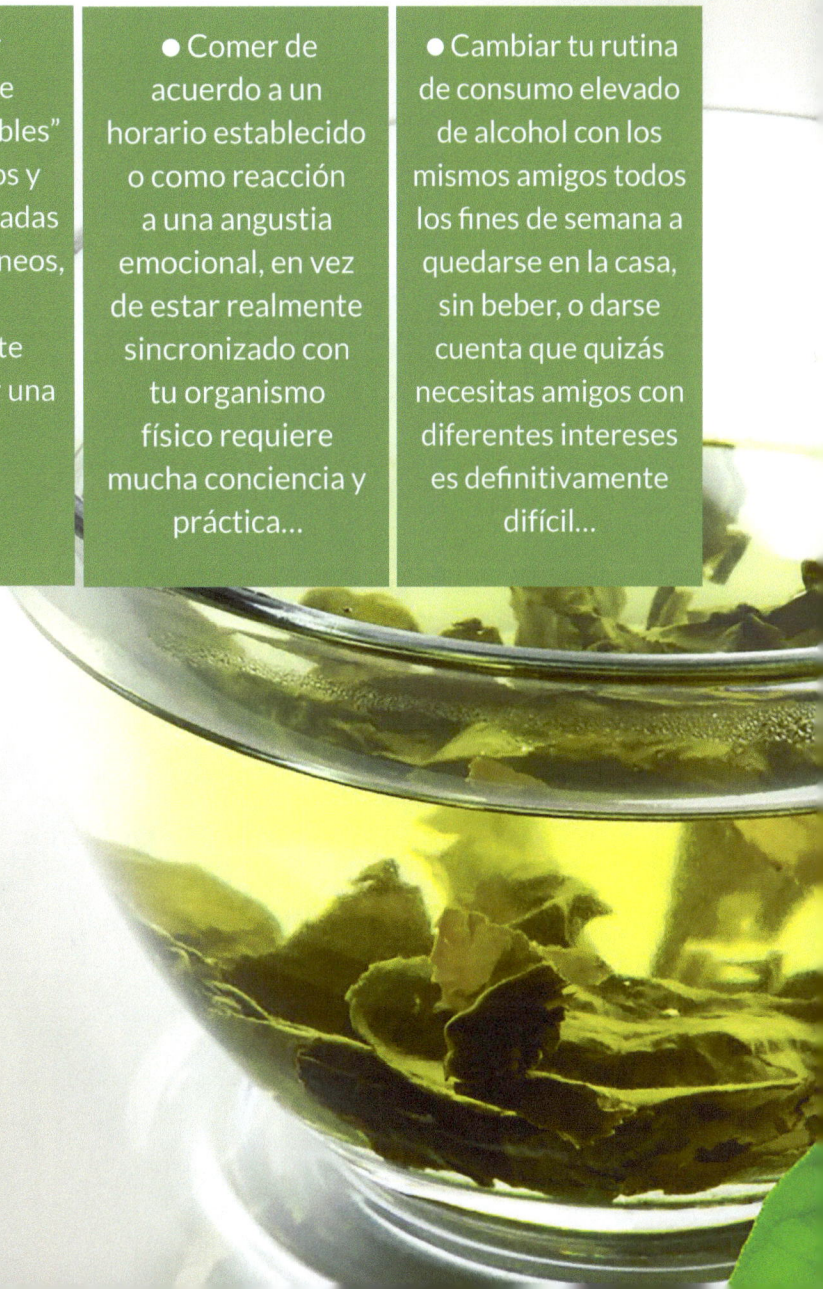

El punto es darse cuenta que todo es relativo a la persona que lo experimenta. La definición de **"SALUDABLE"** depende siempre de a qué persona le preguntas, qué ha funcionado o no para ella y en qué esta persona cree. Así como la misma comida puede ser deliciosa para uno y horrible para otros.

Por esto es importante para ti no solo seguir un plan o guiarte por una lista de qué cosas comer o no comer (y la razón por la que no me verás demonizando o santificando ningún grupo específico de alimentos). Lo más probable es que dietas superficiales como esas no logren resonar suficientemente en ti para crear un impacto sostenible. Es el momento de ser más responsable, confiar en ti mismo y aprender como escuchar a tu cuerpo y sus necesidades.

¿Recuerdas lo que dije en la introducción?

No tiene sentido comparar las luchas o éxitos de otros con los tuyos. Pero puedes **aprender** de ellos, incluso experimentar simpatía o compasión y luego aplicar estas lecciones a tu propia vida.

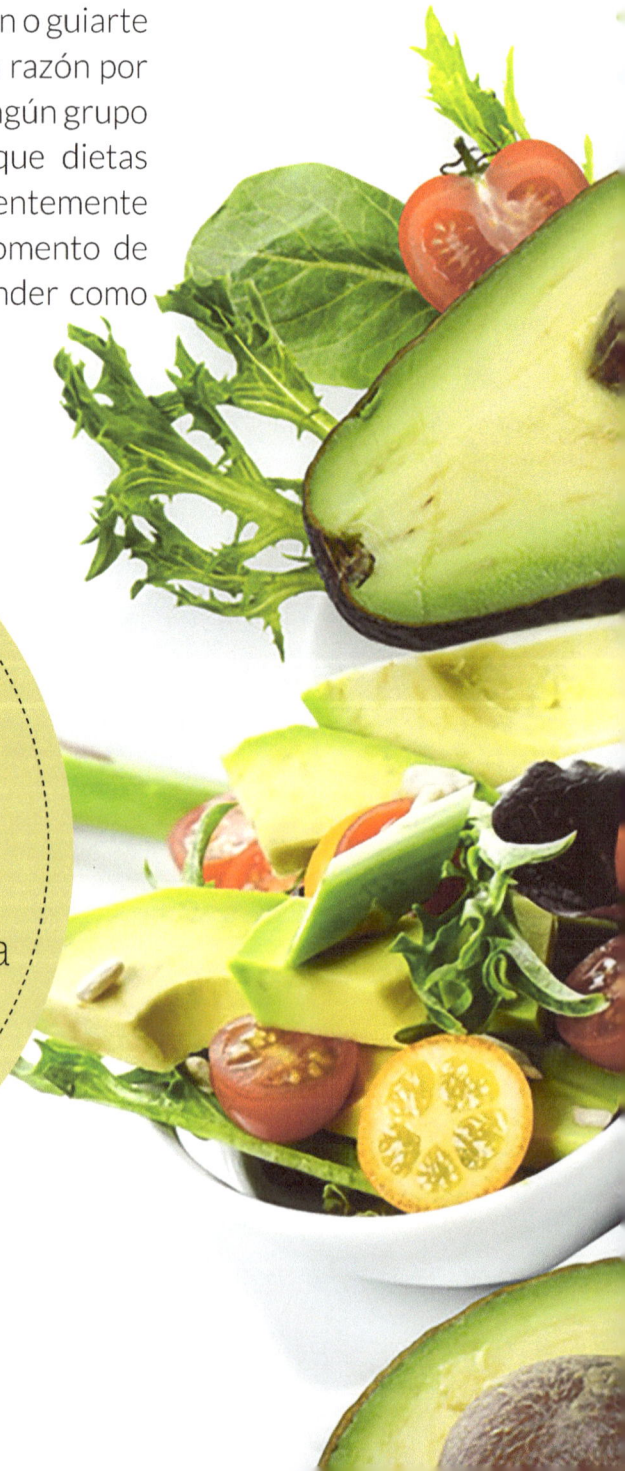

Acerca de las Más Comunes

DIETAS

DE MODA

De plátanos a hamburguesas, de sushi a vasos de batido…
Aprendamos lo que hace a las diferentes dietas quedarse

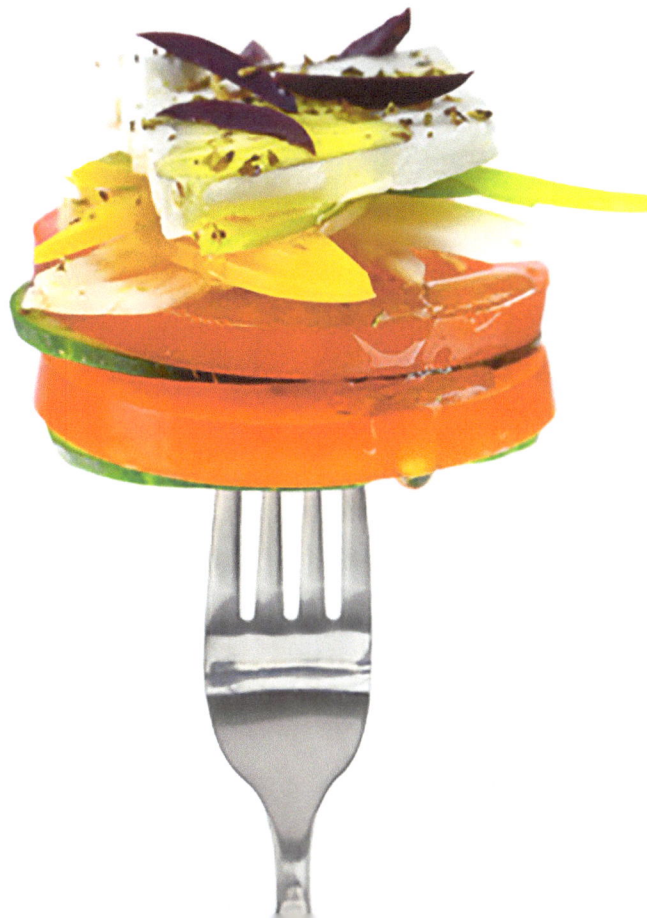

Se entiende que existen cientos, sino miles de dietas populares y no tan populares hoy en día. Desde Weight Watchers hasta Paleo, MediFast, HerbaLife, Jenny Craig, Low-Carb, Vegan, Gluten-Free, Cabagge Soup Diet, Juicing, Master Cleanse... pudiera continuar y llenar toda esta página, pero creo que entiendes la idea.

También se entiende que es la naturaleza humana la que nos impulsa a estar en comunidad y dentro de categorías, cuando se trata de la mayoría de las cosas en la vida- incluyendo dietas, entrenamientos y cosas similares. ¿Por qué? Instintivamente queremos ser parte de una comunidad social y estar involucrados con personas de mentalidades parecidas. Y lo desconocido produce miedo – o al menos una ligera incomodidad – en la mayoría de la gente. Claro que esto no solo cuenta para la salud o el bienestar, sino para todos los aspectos de la vida. Es mucho más fácil poner un título o una etiqueta en el tipo de dieta que sigues, o lo que haces, o lo que estudias, a explicar tu comportamiento con detallada vulnerabilidad, exponiéndote al riesgo de ser malentendido y potencialmente rechazado o no aceptado.

Así que, cuando nos preguntan acerca de cualquiera de estas cosas, sencillamente respondemos: "Bajo en Carbohidratos" o "Vegano" o "Un Maestro" o "Comunicaciones". Y la vida continua.

Los temas vulnerabilidad, aceptación, emociones y mentalidad merecen su propio centro de atención y estoy emocionada de compartir más en un próximo libro tratando estos temas. Ahora mismo centrémonos en los alimentos. Voy a llevarte a través de un puñado de dietas específicas con las cuales pudieras o no estar familiarizado, dado que son algunas de las más predominantes hoy en día. Más adelante te explicaré por qué escojo estos regímenes por encima del millón y medio que existe (a no ser que lo descubran ustedes mismos, listos que son).

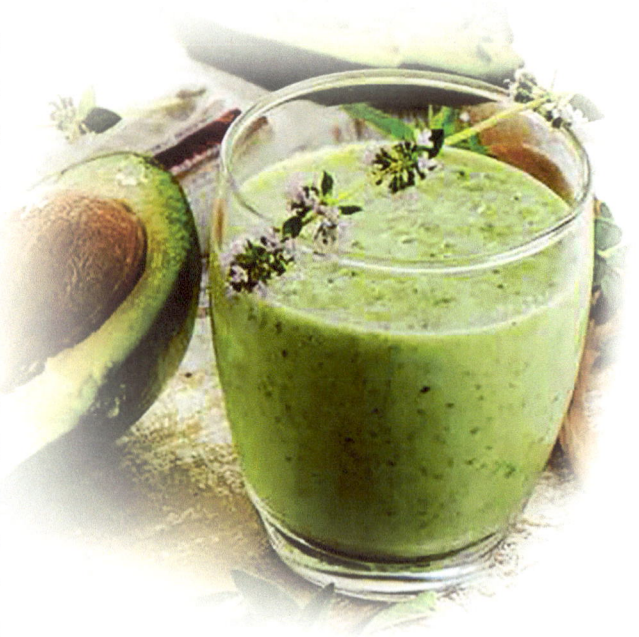

Dado que sinceramente quiero que entiendas y formes tu propia opinión acerca de la nutrición descrita en las próximas páginas, mantendré estas descripciones y ejemplos lo más objetivos posible, para no imponer mis prácticas y creencias personales.

Mientras lees estas descripciones, te invito a preguntarte a ti mismo:
¿Qué tienen en común los siguientes estilos nutricionales?

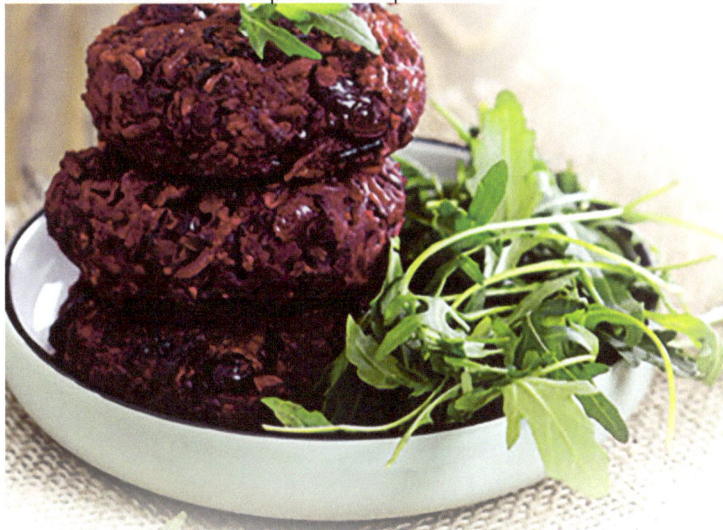

¿Qué cosa es la
DIETA VEGANA?

¿Qué es?

El Veganismo (uno que es "Vegano") no come nada que salga o sea producido por animales. Los veganos también son llamados vegetarianos estrictos. Ellos evitan la carne, el pescado, las aves (todo lo que tenga ojos… bueno, excepto una piña o una papa), productos lácteos (como leche, quesos y yogurt), huevos y miel. Típicamente, los veganos lo consideran un estilo de vida y también evitan vestir o usar cualquier cosa probada o derivada de los animales (como el cuero o la cera de abeja).

¿Quiénes son los Veganos?

Las personas que deciden ser veganos lo hacen por un número de diferentes razones, a menudo éticas, especialmente después de aprender más acerca de la industria cárnica, los mataderos, y cómo los animales pueden ser tratados. Muchos veganos son activistas a favor de los derechos animales. Los promotores veganos tienden a luchar menos con los deseos generados por su restricción con respecto a otras dietas, dado el apego moral que la mayoría de ellos tienen a este estilo de vida (en vez de eliminar un alimento simplemente por presiones externas o por reglas dietéticas).

¿Cuál es la diferencia entre vegano y vegetariano?

Los vegetarianos no comen ninguna carne animal, y el vegetarianismo se considera una dieta, mientras que el veganismo es considerado un estilo de vida. Existen también los Lacto-Ovo-Vegetarianos (que sí incluyen productos lácteos y huevos), los Pescetarianos (que sí incluyen el pescado), los Frugívoros (que solo comen frutas) … Básicamente, en dependencia de los detalles de tu dieta personal, existe una denominación y una comunidad de personas con quien identificarse.

¿Cuál es la diferencia entre Veganos y dietas Plant-Based?

Aunque las personas que practican dietas Plant-Based pudieran seguir la ética de productos no animales del veganismo, las mismas no se consideran siempre veganas. Las definiciones varían según el contexto; sin embargo, ser vegano incluye un postura política y personal, mientras que ser Plant-Based simplemente describen su elección preferencia de alimentos (alimentos integrales a base de plantas). Las personas que se describen como Plant-Based pueden comer la dieta que se considera vegetariana, o incluso incluir en cantidades mínimas carne, huevos o productos lácteos; sin embargo, estas tienden a evitar los alimentos procesados. The China Study, un libro best-seller publicado en el 2006, ha influenciado a muchas personas a cambiar su alimentación en una dirección más basada en vegetales.

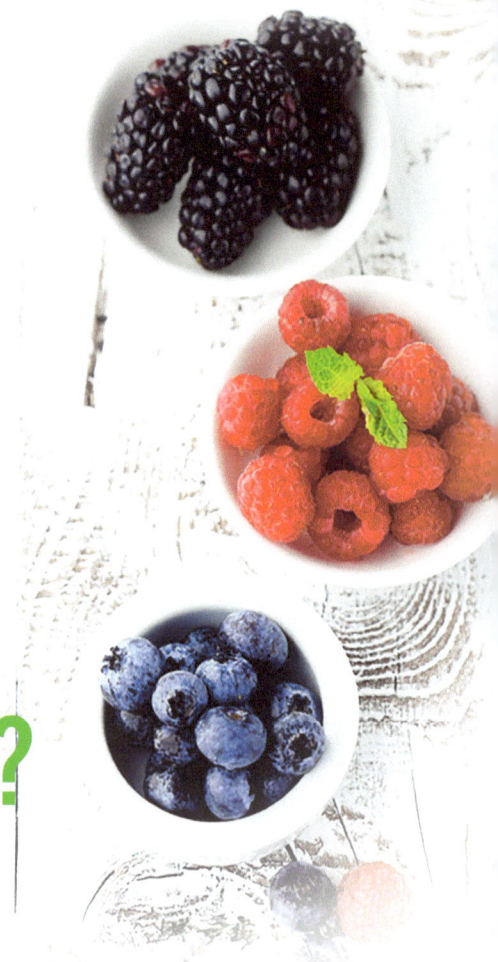

¿Cómo puede ser un día de
COMIDAS COMO UN VEGANO?

Desayuno: Un tazón tibio de avena con plátanos, bayas, nueces, y espolvoreado con canela.

Merienda: Un batido de proteínas con una cucharada de proteína vegetal, leche de almendras o coco, fruta congelada, un puñado de espinacas y una cucharada de chía o semillas de linaza.

Almuerzo: Un burrito vegetariano de arroz y frijoles envuelto con frijoles negros, arroz blanco, col, pepino, apio, cebollas, tomates, verduras salteadas, salsa, y especias, acompañado con té caliente o limonada.

Cena: Un plato grande de ensalada verde con lechuga romana, espinacas, verduras salteadas con pepinos, aceitunas, tomates, almendras cortadas, arándanos, queso vegano (como el de la marca Daiya), especias, y aceite y vinagre, acompañado con batata asada o quinoa al curry.

Postre: Mousse de chocolate hecha con puré de aguacate, polvo de cacao, azúcar de coco, y extracto de vainilla.

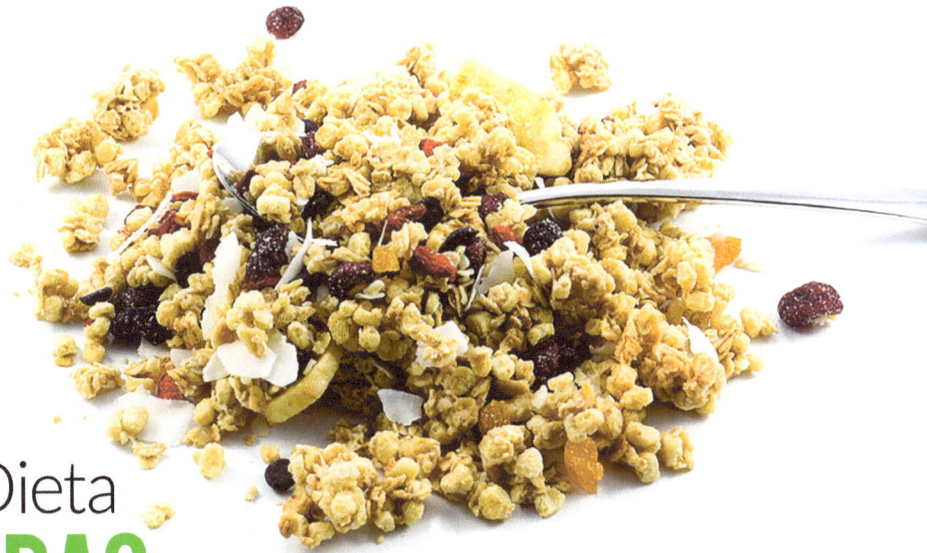

¿Qué cosa es la Dieta
VEGANA CRUDA?

Todos los factores de una dieta vegana se aplican a una dieta vegana cruda, excepto que aquellos que siguen una dieta vegana cruda, comen solo frutas verdes, vegetales, frutos secos, semillas y algunos granos. Técnicamente cualquier cosa por debajo de los 110 grados Fahrenheit está considerado crudo, así que un alimento ligeramente ahumado o cocido es considerado aceptable. Los veganos crudos opinan que se obtienen mayores beneficios nutricionales de los alimentos no cocinados, debido a que las enzimas están mejor conservadas en comparación con los alimentos cocinados.

¿Cómo puede ser un día de comidas como un Vegano Crudo?

Desayuno: Un batido verde que incluye espinacas, kale, arándanos, piña, y semillas de marañón.

Merienda: Mantequilla de almendras crudas y pedazos de manzana.

Almuerzo: Envueltitos de col rellenos con brotes de soja, pepinos, pimientos, tomates, mangos e inmersos en guacamole.

Cena: Fideos de calabacín y zanahorias con aceitunas, tomates, cebollas, tosed en salsa italiana cremosa hecha con puré de coco y condimentos italianos.

Postre: Sorbeto de fruta

¿Qué cosa es la dieta
VEGANA ALTA EN CARBOHIDRATOS, BAJA EN GRASAS?

La descripción libre de animales de una dieta vegana también se aplica aquí, excepto que aquellos que siguen una dieta vegana alta en carbohidratos, baja en grasas (HCLF) (también conocida como 80/10/10 y similar a la Solución de Almidón) se concentran en comer principalmente alimentos veganos altos en carbohidratos (especialmente frutas y/o almidones como papas, arroz, frijoles, y granos) y minimizar el consumo de grasas, típicamente al 10% o menos de las calorías diarias. En dependencia del individuo, se comen principalmente frutas, almidones cocinados, o incluso alimentos crudos a lo largo del día, hasta la cena donde se pueden disfrutar alimentos cocinados (esto es conocido como un estilo de vida "Crudo hasta las 4").

Sin importar cuál sea el tipo de dieta vegana que sigue una persona, lo que todas tienen en común es que están basadas en plantas y no se comen productos animales en lo absoluto.

¿CÓMO PUEDE SER UN DÍA DE COMIDAS COMO UN VEGANO BASADO EN FRUTAS HCLF?

Desayuno: Un batido hecho con 6 plátanos, 8-10 dátiles, agua y canela.

Merienda: 1-2 ramos de arándanos.

Almuerzo: 1-2 melones enteros (como sandía o melón chino)

Aperitivo: 6-8 mangos

Cena: Un plato grande de ensalada con cualquier fruta o vegetal que te venga a la mente.

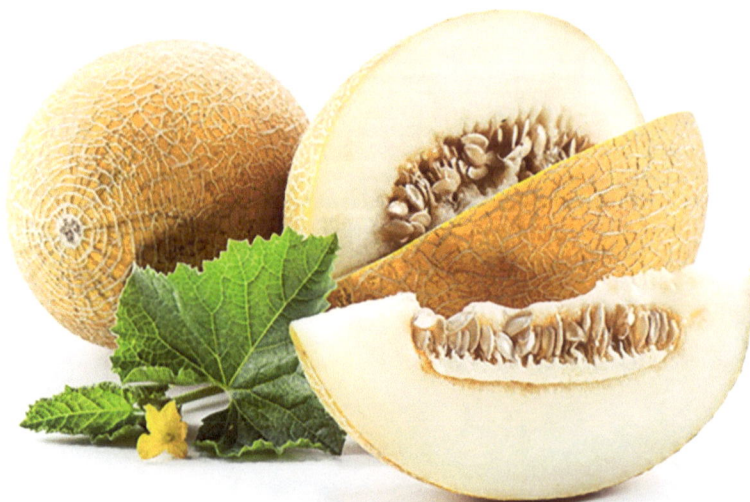

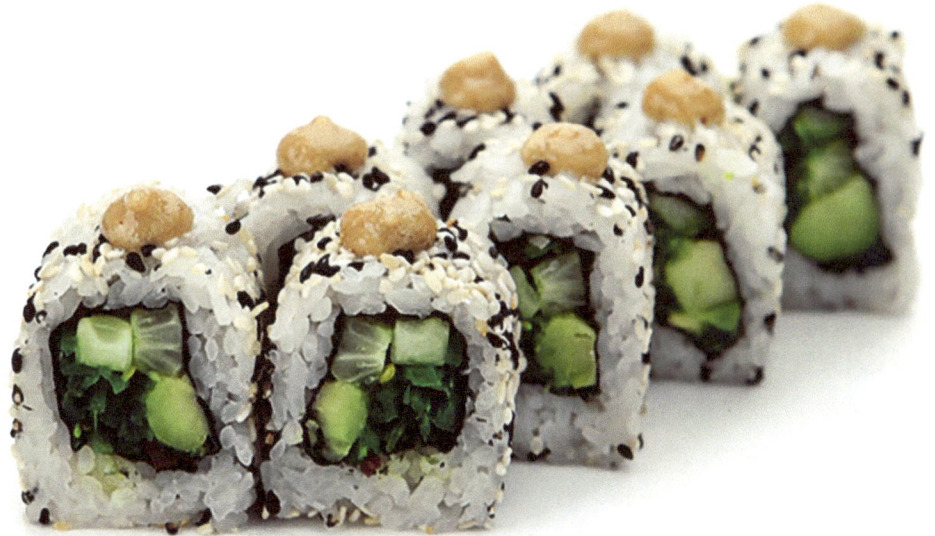

¿Cómo puede ser comer como un
VEGANO HCLF BASADO EN ALMIDÓN?

Desayuno: Un tazón grande de avena con manzanas cortadas, uvas, un chorro de leche de almendras o coco y canela.

Merienda: Humus sin aceite con vegetales para mojar.

Almuerzo: Rollos de sushi vegetal (alga, arroz, pepino, espárragos y zanahorias) con ensalada y sopa miso.

Cena: Ravioli de boniato con salsa de tomate, un tazón de sopa de maíz vegetal, papas arroz, vegetales y especias.

Postre: Crema "nice" de arándanos y plátano usando plátanos y arándanos congelados.

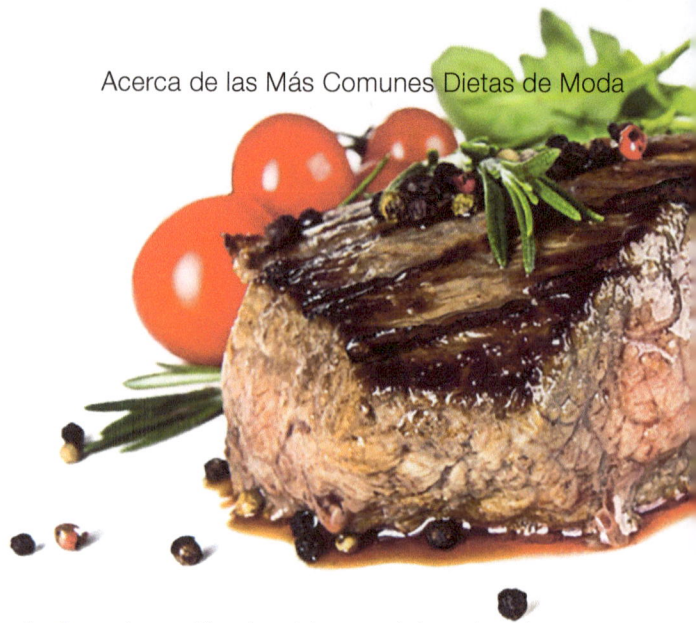

¿Qué cosa es la Dieta
PALEO?

¿Qué es?

También conocida como Dieta Paleolítica o Cavernícola, este estilo de vida nutricional se basa en ingerir los alimentos que estaban a disposición de nuestros ancestros hace 10,000 años en la era Paleolítica. Dado que la agricultura y la domesticación de animales todavía no había tenido lugar, la Dieta Paleo no incluye productos lácteos, frijoles y legumbres (incluyendo los cacahuates), granos, o ningún tipo de aceites procesados o azucares refinados. Esta dieta basada en la recolección o forrajeo depende fuertemente de proteínas que incluyen carnes y mariscos con mínimas cantidades de carbohidratos. La Dieta Paleo se concentra en fuentes de carbohidratos bajos en almidón y altos en fibras tales como vegetales y frutas, y un consumo de grasas mayor proveniente de frutos secos, semillas y algunas carnes.

¿Quién es Paleo?

No existe una demografía especifica que practique este estilo de vida dietético, aunque el mismo tiene prominencia en la comunidad del Crossfit. De más esta decir que muchas personas que sienten que no pueden vivir sin bacon, beef, huevos y otros alimentos altos en grasas y/o proteínas (y aquellos que buscan bajar de peso sin renunciar a estas comidas), están atraídos por esta dieta dada su promesa de salud y pérdida de peso aun manteniendo las opciones enunciadas.

¿Cuál es la diferencia ente Paleo y Primal?

La dieta Primal deriva de *The Primal Blueprint*, libro escrito por Mark Sisson. La misma, basada en los mismos principios evolucionarios de la Dieta Paleo (comer principalmente animales, vegetales, y alimentos naturales altos en grasas) y, como esta, comparte la sugerencia de limitar los azúcares (incluyendo las frutas) y los carbohidratos (principalmente en la forma de granos), aumentar el consumo de proteínas e incluir las verduras. La dieta Primal es diferente porque ofrece más flexibilidad cuando se trata de productos lácteos (beneficiándose de leche entera, mantequilla, yogurts) y grasas saturadas (como aceite de coco, aguacate, huevos), así como el deseo de crear un acercamiento más holístico con respecto a la lista dietética de los alimentos paleolíticos que pudieran no tomar en consideración elementos modernos.

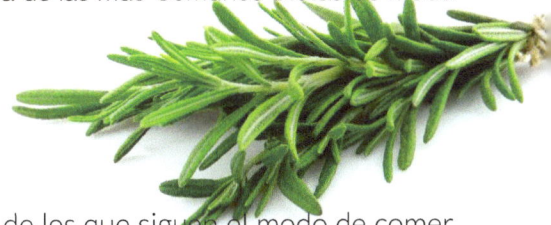

Como aquellos que siguen los regímenes Paleo y Vegano, muchos de los que siguen el modo de comer Primal, también se acatan a las recomendaciones de estilo de vida que vienen con este. Por ejemplo, muchas personas asociadas al entrenamiento estilo crossfit y ayunos intermitentes también siguen una dieta Paleo/Primal. Como es el caso con casi todas las dietas populares, la "dieta" rápidamente genera una gran comunidad de personas que piensan de forma parecida (oops, puede que haya dejado escapar una de las similitudes).

¿Cuál es la diferencia entre Paleo y Atkins?

La dieta Atkins afirma beneficiarse de alimentos muy bajos en carbohidratos, y altos en proteínas y grasas, para fomentar pérdidas dramáticas de grasa en los que la practican. Mientras los partidarios de la dieta Paleo también tienden a caer en lo que pudiera ser clasificado como comida baja en carbohidratos, el énfasis está más en la calidad de la comida, alentando opciones lo más cercanas a la naturaleza posible (tales como animales alimentados mediante el pastoreo, alimentos orgánicos, o de origen local), en lugar del enfoque en macro-nutrientes de la dieta Atkins (y sus alimentos en envases de marca registrada).

¿Es la hora de la comida un factor importante en las dietas Paleo, Primal o Atkins? No.

¿Cómo puede ser un día de comidas estilo Paleo (o Primal)?

Desayuno: Una tortilla de huevos frescos de granja, salchichas o tocino, manteca de puerco como aceite y espinacas salteadas.

Merienda: Un puñado de frutos secos (almendras, nueces, pistachos).

Almuerzo: Fajita de pollo con envoltura vegetariana: pollo a la parrilla mezclado con pimiento y cebolla con tajadas de aguacate, envuelto en lechuga untada con mantequilla, para imitar una fajita.

Cena: Bistec o salmón acompañado con brócoli o judías verdes, y ensalada de lechuga, tomates, zanahoria, sin pan tostado, aderezado con aceite griego.
Postre: Un tazón de frutos del bosque espolvoreados con semillas de sésamo tostado.

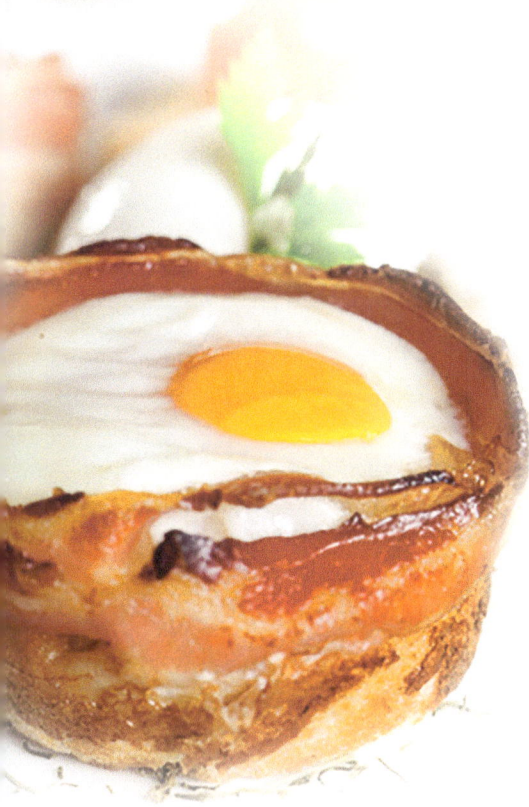

¿Qué cosa es la dieta
SIN GLUTEN?

¿Qué es el Gluten?

Gluten (en latín *glue*) está compuesto por dos proteínas, prolaminas y glutelinas, que se encuentran en el endospermo del trigo, así como en granos afines como la cebada y el centeno. Gluten es, y ha sido, una de las proteínas más extensamente consumidas en el mundo. En los productos de panadería y confitería, aporta la elasticidad; piensa en lo que hace la masa de la pizza cruda más elástica cuando se voltea en el aire. A menudo se agrega también a productos de belleza y comida que pueden ser considerados bajos en proteínas, o para actuar como estabilizador o aglutinante.

¿Quién evita el Gluten?

Los 3 diagnósticos que motivan que una persona se acoja a la dieta Sin-Gluten son: Alergia al Trigo, Intolerancia o sensibilidad al Gluten y la enfermedad Celíaca. Las personas que sufren de alergia al trigo experimentan una respuesta inmunitaria contra el gluten, la cual puede incluir reacciones cutáneas, inflamación, o dificultad respiratoria. Las personas que son intolerables o sensibles al gluten pueden mostrar síntomas parecidos a aquellas que sufren de Celiaquía, tales como malestar gastrointestinal, fatiga, erupciones de la piel, hinchazón, dolores articulares, y diarrea; sin embargo estas no muestran indicadores sanguíneos para su diagnosis o daños medibles al tracto intestinal cuando son examinados (en el caso que lo sean, ya que los que afirman ser Intolerantes o Sensibles al Gluten se auto diagnostican una vez han experimentado los síntomas personalmente.

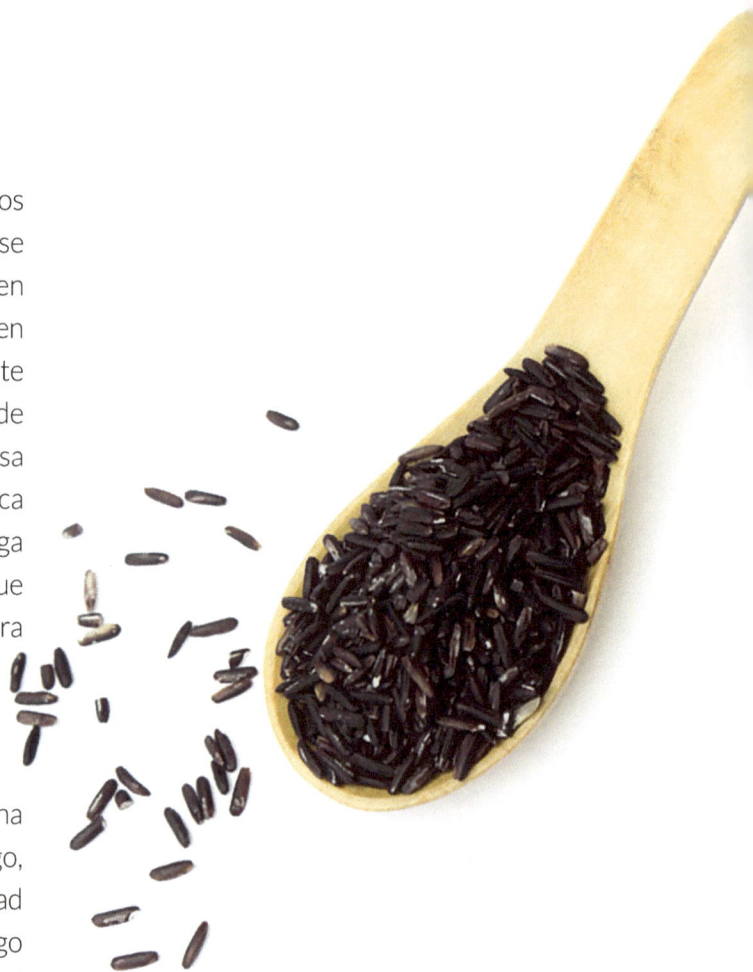

A pesar de que se cree que el 6% de los americanos experimentan sensibilidad al Gluten, se estima que solo alrededor del 1% tiene Celiaquía en estado avanzado, la cual es diagnosticada a través de exámenes de sangre y biopsias del intestino delgado. La enfermedad Celiaca, la cual no tiene cura pero puede ser tratada mediante una estricta dieta sin gluten, es una enfermedad digestiva donde las proteínas que se encuentran en el gluten causan daños apreciables al intestino delgado, impidiéndole la absorción de nutrientes vitales.

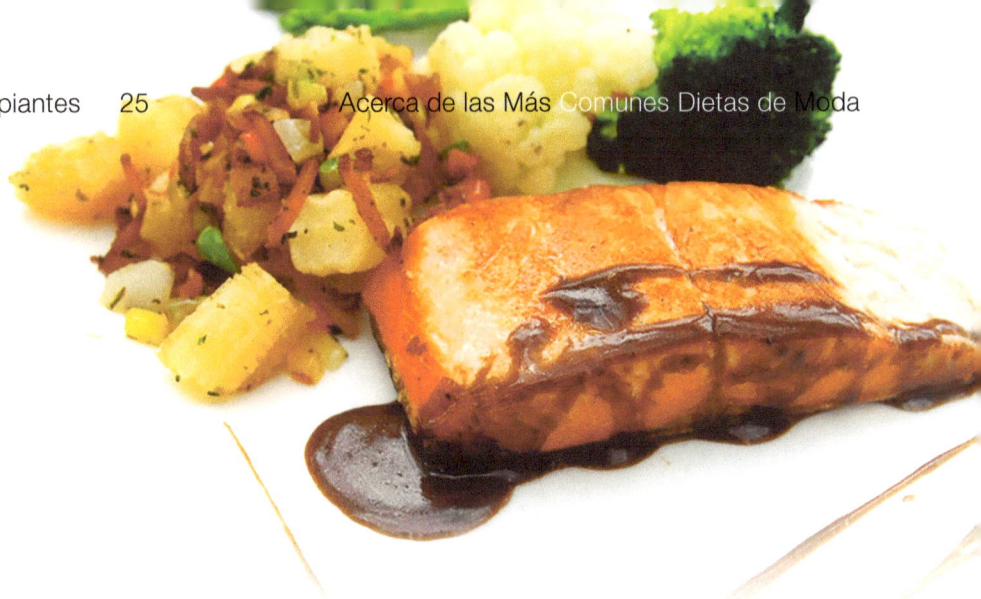

Está visto que las personas sin intolerancia al gluten pueden beneficiarse de salud y pérdida de peso cuando empiezan a comer sin gluten, pero esto sucede como resultado de cambiar su dieta a una que incluye menos comidas procesadas y más alimentos integrales y naturales, y no necesariamente por eliminar el gluten específicamente. Esto puede erróneamente llevar a la gente a pensar que son, en efecto, alérgicos al gluten.

¿POR QUÉ HAY TANTA GENTE QUE DECIDE SEGUIR LA DIETA SIN GLUTEN, SI EL POR CIENTO DE PERSONAS CON CELIAQUÍA Y SENSIBILIDAD ES TÉCNICAMENTE MUY REDUCIDO?

Muchas personas han experimentado sentirse más saludables, perder peso y sentir sus síntomas gastrointestinales aliviados cuando eliminan los alimentos con gluten. También es importante darse cuenta que la publicidad tiene un enorme impacto en las decisiones de la salud pública, como ha sido demostrado por los crecientes montones de productos procesados sin gluten presentes en los estantes de los supermercados. Libros célebres como *Adicto al Pan* (Wheat Belly) y *Cerebro de Pan* (Grain Brain) también estimulan el temor del

público hacia el gluten. Claro que, también existen los casos de personas diagnosticadas con Celiaquía que tienen que evitar el gluten para poder funcionar y vivir óptimamente (si es posible).

¿CÓMO PUEDE SER UN DÍA DE COMIDAS SIN GLUTEN?

Desayuno: un tazón caliente de crema de arroz con canela, sirope de arce, frutos del bosque, y huevos revueltos con tajadas de aguacate.

Merienda: Un racimo de uvas y un puñado de almendras

Almuerzo: rodajas de pecho de pavo con coles de Bruselas, tomates, pepinos, aceitunas, frijoles negros, queso, y pimiento amarillo en un gran plato de ensalada verde aderezado con aceite de oliva.

Cena: Salmón ahumado con corteza de limón y eneldo, acompañado de guisantes y quinoa o calabaza cidra.

Postre: Un brownie gluten-free hecho con polvo de cacao, aceite de coco, azúcar, harina de arroz integral, y harina de arrurruz, o un trozo de pie de calabaza sin corteza.

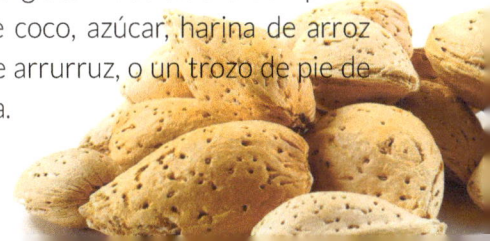

¿Qué cosa es IIFYM o Dieta
FLEXIBLE?

Qué es?

IIFYM significa "If It Fits Your Macros" ("Si se ajusta a tus macros"), y también es comúnmente llamada Dieta Flexible. Los macros, o macronutrientes incluyen proteínas, carbohidratos, y grasas (ver la tabla Trampa de Macronutrientes en la próxima página para ejemplos de cada uno). Estos macros son calculados y monitoreados de acuerdo con las necesidades o metas de cada individuo. La fibra también se considera en la mayoría de los casos. Micronutrientes tales como vitaminas y minerales, sin embargo, no se tienen en cuenta. La dieta IIFYM está considerada una forma más equilibrada y amigable de alcanzar objetivos de composición corporal y físicos, sin la restricción de una dieta blanda de estilo "fisiculturista". Los seguidores de este estilo dietético deben regularmente leer la información nutricional y/o pesar los alimentos para determinar cuánto adicionan a su consumo diario.

¿Quién sigue la dieta IIFYM?

Aunque los seguidores de este estilo nutricional varían ampliamente, el mismo se volvió rápidamente popular entre los usuarios familiarizados con internet, que frecuentan foros, de edades entre 17-35 años, y entre aquellos que se han aburrido o cansado de la típica dieta blanda fisiculturista. Como ya he mencionado, seguir una dieta IIFYM o Flexible permite una libertad a la hora de elegir los alimentos siempre que los mismos se ajusten a los requerimientos de proteínas, carbohidratos y grasas diarios de una persona. Por ejemplo, en vez de comer pollo, brócoli y boniato tres veces en un día, una persona puede comer Pop-Tarts, un menú de McDonald, o cualquier comida que elija para alcanzar los macronutrientes diarios requeridos.

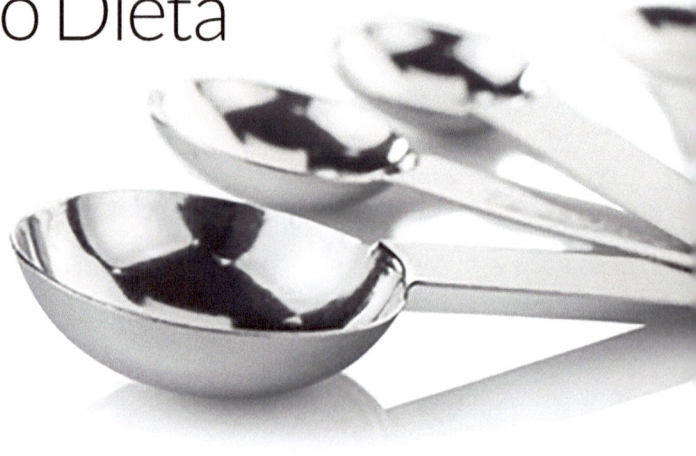

¿Cuál es la diferencia entre IIFYM y simplemente contar las calorías?

Aunque la mayoría de los partidarios de IIFYM también consideran las calorías cuando consumen alimentos (dado que es técnicamente imposible no hacerlo ya que los macronutrientes se calculan como calorías), el énfasis está más en comer la cantidad apropiada de proteínas, carbohidratos, grasas e, idealmente, fibra. En general, el consumo de calorías contribuye indudablemente a la ganancia o pérdida de peso; sin embargo, la efectividad de monitorear los macronutrientes para beneficiar la recomposición del cuerpo (ganancia muscular o pérdida de grasa) se ha demostrado por encima de sencillamente contar las calorías

TRIFECTA DE LA VERDADERA SALUD
Guía de Macronutrientes

CARBOHIDRATOS   PROTEÍNAS   GRASAS

CARBOHIDRATOS

panes
(integral, otros)
arroz (cualquier tipo)
cuscús   cereales   **salvado**
papas   pastas / fideos
avena   farina   maíz
muffins   panques
masa fermentada
granos enteros   **vegetales**
calabacín   calabaza
bayas   frutas
azúcar   miel   agave
siropes (arce, malto)

Intersección CARBOHIDRATOS/PROTEÍNAS

frijoles
quinoa
amaranto
granos germinados
leche con chocolate / desnatada
algunos helados
yogurt
germen de trigo
guisantes

PROTEÍNAS

pollo   pavo
pescado
(atún, tilapia, dorado, blanco)
carne magra   conejo
clara de huevo
camarón   búfalo
bisonte   ostras
yogurt bajo en grasa
requesón bajo en grasa
suero de leche   proteína vegetal
solomillo   arrachera   queso bajo en grasas
moluscos   langosta   levadura nutricional
tocino canadiense

Intersección PROTEÍNAS/GRASAS

huevos
salmón   pato
semillas de chía
semillas de cáñamo
sashimi   bacon
yogurt, queso requesón y leche enteros

GRASAS

coco
(aceite, en lata, rallado)
aceitunas (aceite de oliva)
nueces (aceite, mantequilla)
semillas (aceite, mantequilla)
aceite de cártamo
linaza (molida, aceite)
aceites omega/de pescado
mantequilla   aguacate
yema de huevo   manteca
grasa de tocino   grasa
mantequilla clarificada

Preferiblemente: Antes/después de hacer ejercicios o con el desayuno*

Porción: 1-2 puñados = 1 porción

Preferiblemente: Incluir en cada comida/merienda

Porción: 1-2 puñados = 1 porción

Preferiblemente: Moderadamente y/o cuando no hay carbohidratos*

Porción: 1-2 dedos = 1 porción

* Excepto los de color gris (1-2 dedos)

*Las comidas en negrita son altas en fibra (lo cual es favorable), y las verduras pueden ser consumidas libremente
**Disfruta del combo Carbohidratos+Grasas (comidas fritas, dulces, donuts, papas fritas, etc) con moderación
Se creativo, combina y mezcla, juega con especias , mostazas, salsas, vinagre, ajo, cebolla, limón y sal marina!

¿CÓMO PUEDE SER UN DÍA DE COMIDAS AL ESTILO IIFYM?

Esta dieta es ampliamente variable en cuanto a los tipos de alimentos y sus cantidades, por lo que, es casi imposible de diseñar un modelo para ella. Los seguidores de IIFYM utilizan sitios web y aplicaciones como MyFitnessPal, donde los macronutrientes pueden ser personalizados de acuerdo a las preferencias del individuo. A partir de ahí, los mismos se pueden introducir en los alimentos que ingieren a lo largo del día o planificarse con antelación. Como se mencionó anteriormente, todo es relativo cuando se trata de opciones alimentarias, siempre y cuando alcancen las respectivas correspondientes cantidades de proteínas, carbohidratos, grasas y (normalmente) fibra.

Por ejemplo, si una persona calculó que su ingesta diaria incluye 140 gramos de proteínas, 220 gramos de carbohidratos, 45 gramos de grasas y 30 gramos de fibra, la misma tratará de comer todo lo que le apetezca, siempre que se ajuste a esos números.

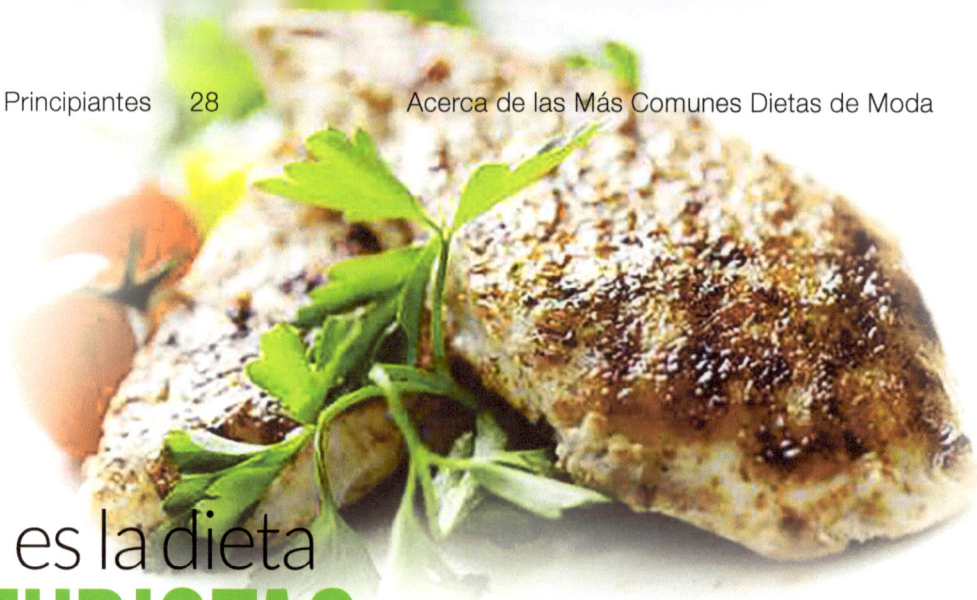

¿Qué cosa es la dieta
FISICULTURISTA?

¿Qué es?

Aunque la Dieta Fisiculturista no tiene reglas universales o alimentos enumerados y varía extensamente de acuerdo con cada individuo, las recomendaciones del entrenador, el tiempo pendiente para una competencia o espectáculo, y los objetivos deseados (desarrollar músculo o eliminar grasa), esta dieta típicamente incluye múltiples comidas durante el día con un gran énfasis en las proteínas magras (pechuga de pollo, tilapia, atún, claras de huevo), verduras (brócoli, espárragos, judías verdes), la programación de las comidas (cada 2-3 horas), correlación de las actividades (cardio y levantamiento de pesas), elevado consumo de agua (1+ galones al día), carbohidratos complejos (tales como batata y arroz integral) y la inclusión de suplementos como polvo proteico. Esta dieta es comúnmente conocida como blanda y restrictiva, por lo que pueden ser incorporados "días de romper la dieta" o "comidas que no están en la dieta" para permitir indulgencias fuera del plan. Una dieta fisiculturista standard también puede incluir aspectos como la manipulación del sodio – o el agua – corporal en la "semana pico", que es la semana antes de una competencia física, y la restricción de alimentos altos en azúcar, incluyendo las frutas.

¿Quién practica la Dieta Fisiculturista?

¡Las Bailarinas! -Sólo estoy bromeando, aunque sin duda ellas también pueden-. Los fisiculturistas, competidores de culturismo incluyendo los de Bikini, Figura, Fitness, Físico – todas las modalidades de peso de los fisiculturistas típicamente siguen esta dieta. Muchas personas cuando comienzan su viaje en el mundo del fitness, y las cuales reciben información de revistas célebres y sitios web puramente físicos como BodyBuilding.com, probablemente han probado o practicado regularmente este estilo de dieta y de vida también.

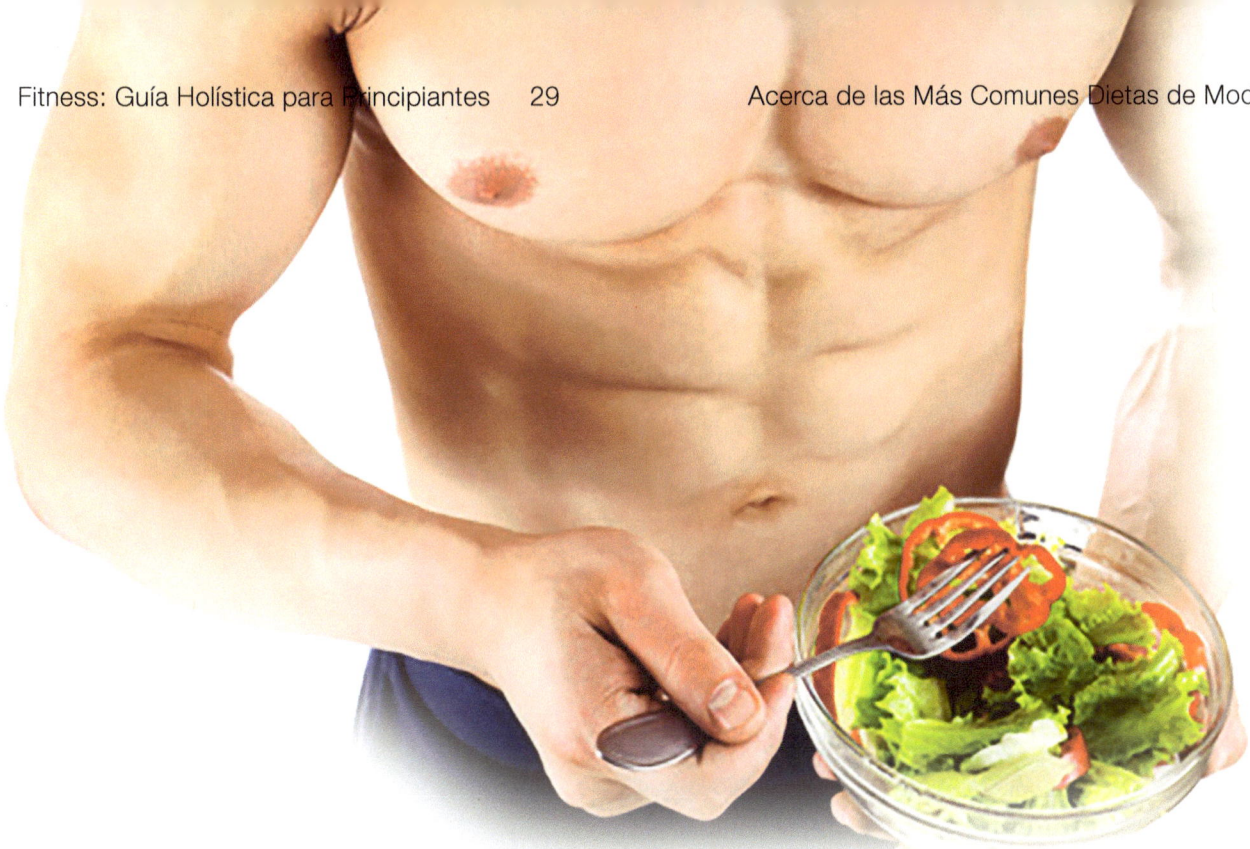

¿Cuál es la diferencia entre Dieta Fisiculturista y el "clean eating" ?

Muchas personas afirman que estas dos dietas incluyen las mismas cosas; sin embargo, no existe una definición universal para los alimentos "clean" (aquellos que han visto fotos de gente rociando su comida con Windex (popular limpiador de vidrios) y el letrero con tono cínico "CLEAN EATING", ya están al tanto de esto) y por lo tanto, la definición está relacionada con el individuo. En la mayoría de los casos, no obstante, los alimentos descritos como "clean" suelen ser a menudo alimentos integrales incluyendo proteínas magras y vegetales.

¿CÓMO PUEDE SER UN DÍA DE COMIDAS AL ESTILO FISICULTURISTA?

Pre-Cardio (Comida 1): Suplemento energético y/o café con vitaminas.

Post-Cardio (Comida 2): Avena con Stevia o Splenda y claras de huevo.

Comida 3: Pechuga de pollo asada con espárragos o brócolis al vapor.

Comida 4: Igual a la comida 3, adicionando 10-12 almendras.

Pre-levantamiento de pesas (Comida 5): Una cucharada de proteína en agua y algunos pasteles de arroz.

Post-entrenamiento (Comida 6): Pollo asado o tilapia, arroz integral o batata, y judías verdes.

Comida 7: Un batido de proteínas y una cucharada de mantequilla de nueces.

¿Qué cosa es la Dieta
SAD?

¿Qué es?

SAD es Standard American Diet (Dieta Americana Estándar). La dieta SAD consiste principalmente en alimentos procesados, empaquetados y comida rápida. Aunque la Pirámide Alimentaria estadounidense sugiere comer proteínas y frutas, haciendo un gran énfasis en los granos y vegetales, la dieta de la mayoría de los americanos es en realidad abundante en carnes procesadas, productos lácteos/quesos, granos refinados (tales como galletas, patatas fritas, y pan), y otras comidas y bebidas artificiales y llenas de ingredientes. El término "Dieta Occidental" y "Meat-Sweet Diet" también se aplican regularmente a este estilo de alimentación, ya que todas tienden a tener altos contenidos de carnes, postres y dulces, y sobre todo grasas.

¿Quién sigue la Dieta SAD?

Ya que se dice que más del 68% de los americanos tienen sobrepeso o son obesos desde el 2015, se puede asumir con certeza que al menos el 70% de los americanos tienen una dieta basada en las comidas anteriormente mencionadas. La obesidad y las enfermedades cardíacas también se están incrementando en otros países occidentales y en desarrollo debido a la creciente disponibilidad de estos alimentos en tales áreas.

¿Cuál es la diferencia entre seguir la Dieta SAD y simplemente comer de manera normal?

La normalidad, al igual que "saludable" o "clean eating", es totalmente relativo a cada individuo. Si el ejemplo de un día de alimentación mostrado a continuación parece muy similar a tu rutina actual e incluso luce relativamente beneficioso para ti, te sugiero regresar a todos los estilos nutricionales anteriores a este, y los compares (y, permíteme decir, que estoy MUY contenta que hayas decidido optar por esta guía para mejorar tu salud y tus costumbres).

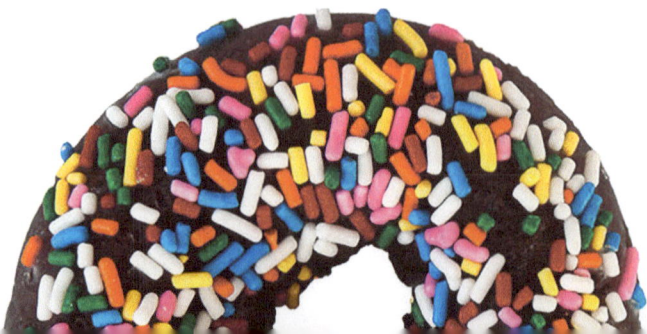

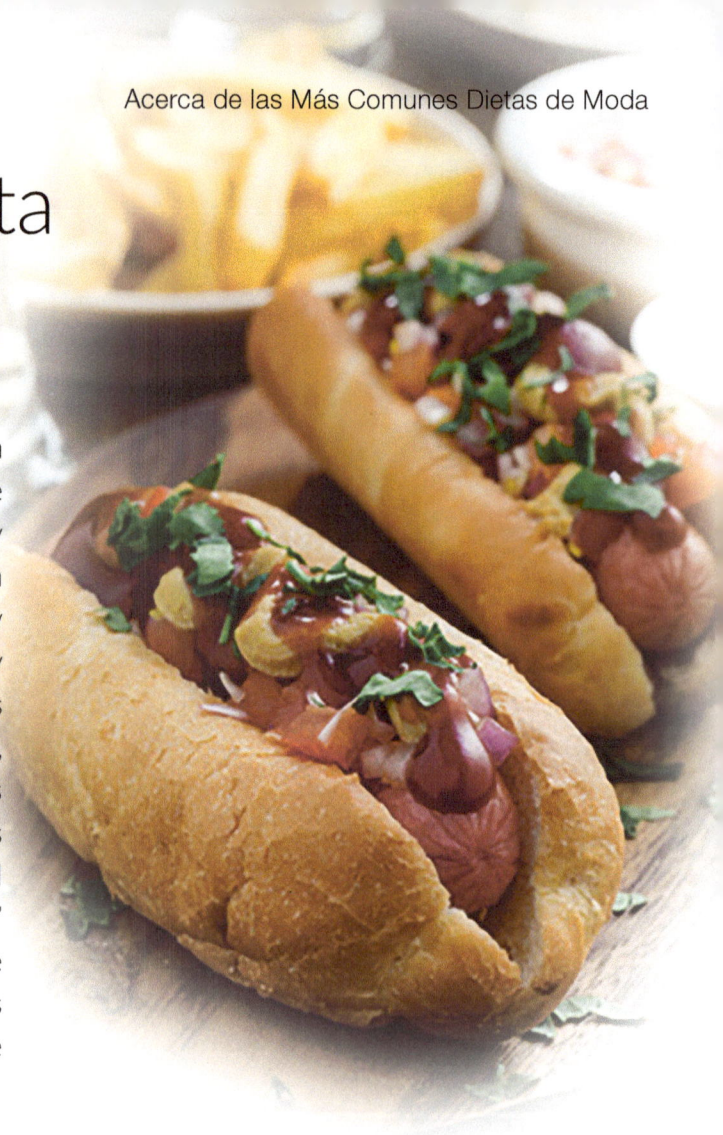

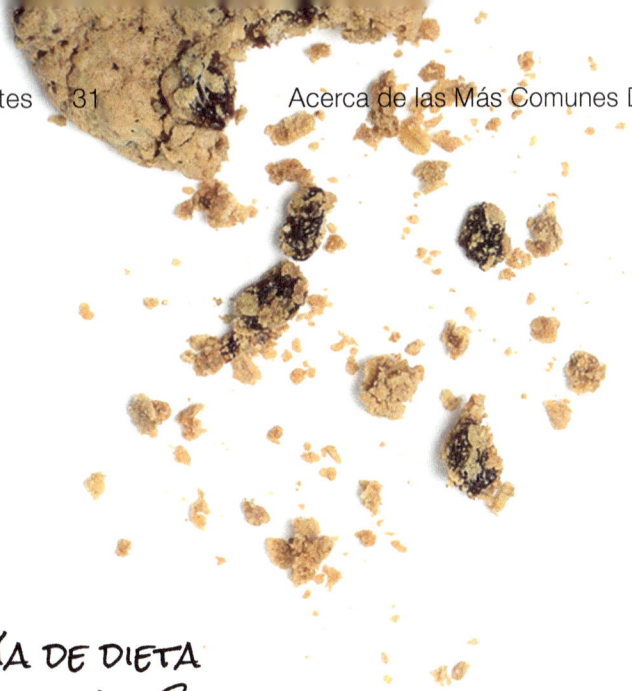

¿Cómo puede ser un día de dieta al estilo estándar americano?

Desayuno: Un gran tazón de Froot Loops u otro cereal, 2% de leche, y una taza de café.

Merienda: Una barra de cereal Nutri-Grain (o similar) y un Gatorade o un café con leche grande.

Almuerzo: Un sándwich de jamón con queso americano y pan blanco, acompañado de chizitos, o porciones de pizza de pepperoni de la noche anterior y té frío dulce.

Merienda: Un paquete de galletas de mantequilla de maní y un puñado de golosinas.

Cena: Un menú combo que incluye una hamburguesa con doble carne y queso, patatas fritas de tamaño mediano y soda dietética.

Después de la cena: Helado con sirope de chocolate, Oreos y cacahuates triturados, y crema batida.

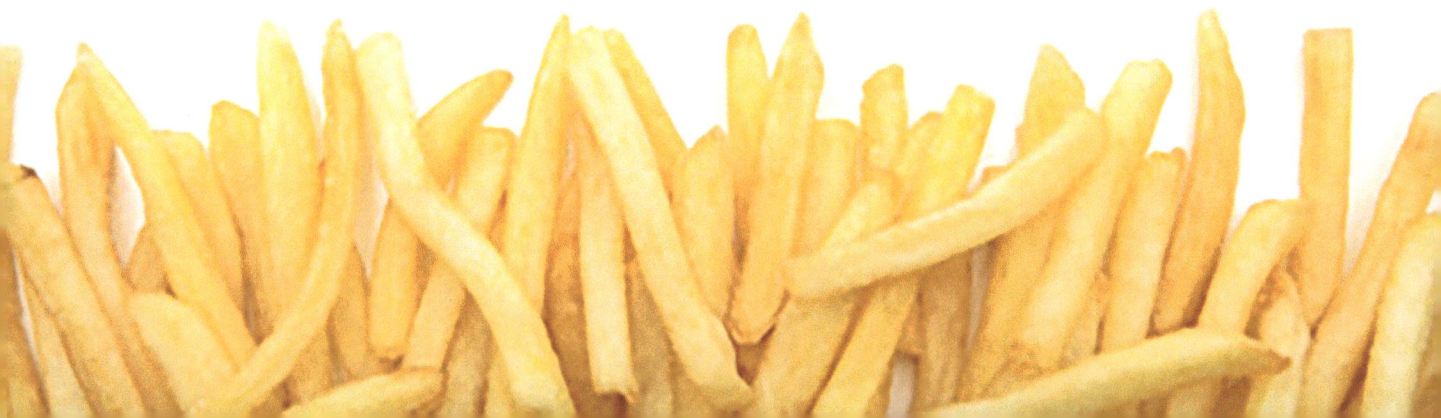

¿Entonces, pudiste encontrar lo que estos

ESTILOS DIETETICOS

TIENEN EN COMÚN?

¿Y cuál es el problema que todos se empeñan en ignorar?

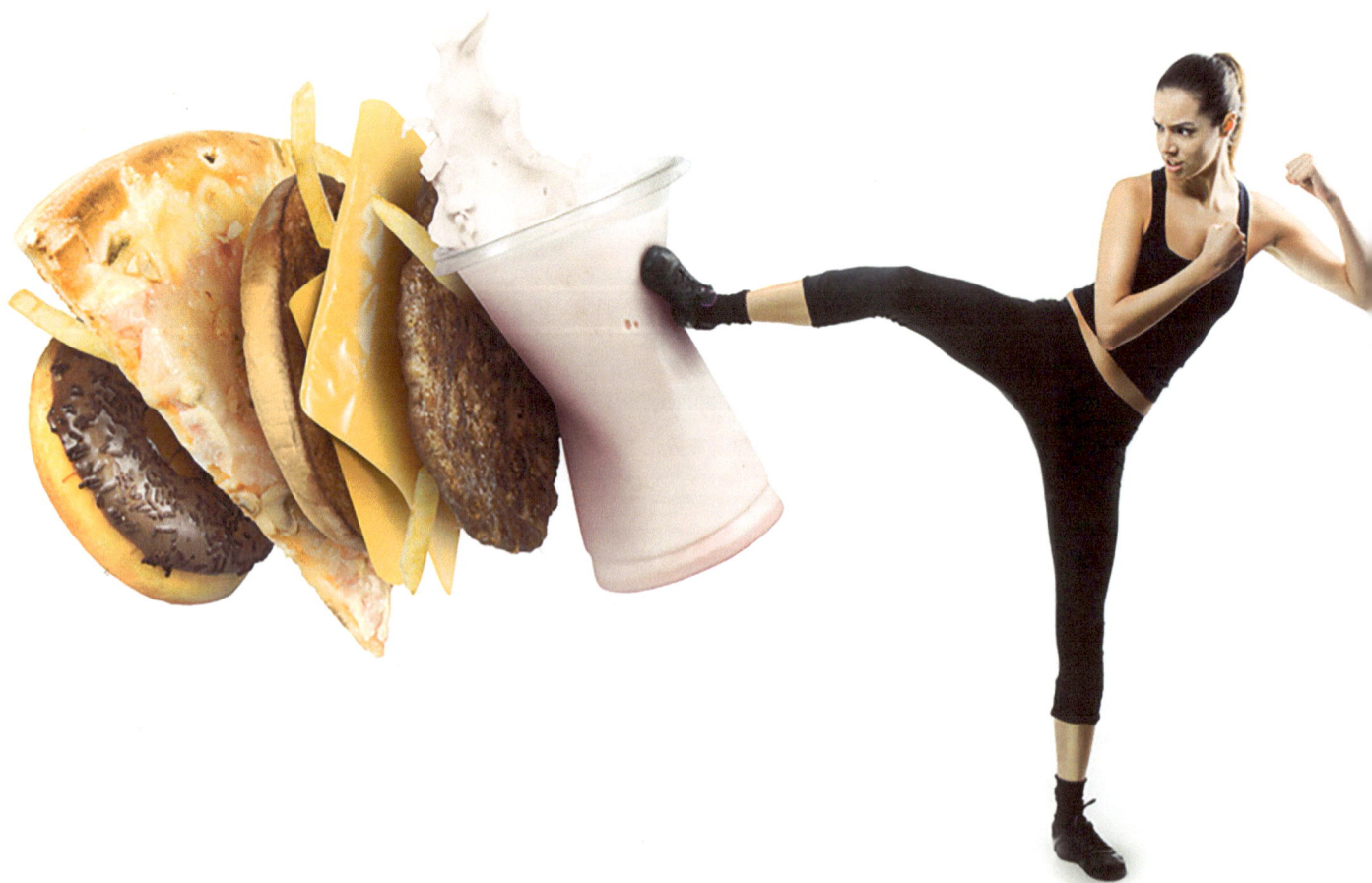

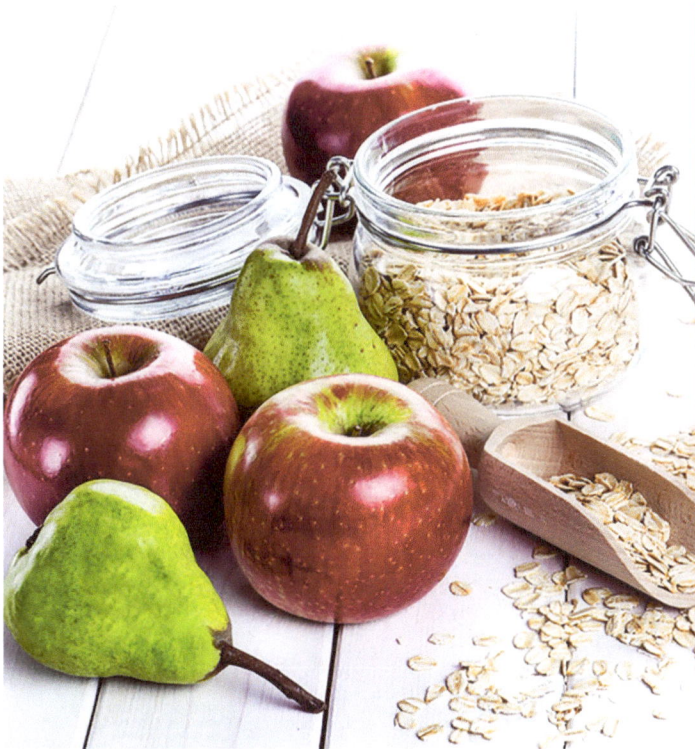

En caso de que todavía te encuentres con una mentalidad reglamentada acerca del fitness, quisiera reiterar que: los ejemplos compartidos para cada "día de comidas" son puramente ilustraciones para darte una mejor idea de las opciones alimenticias según las guías directrices. No todos los Veganos tienen que comer avena una vez al día y no todos los Paleos tienen que comer huevos en el desayuno todos los días, tal como no todas a las personas llamadas Michael les gustan las palomitas de maíz y a todas las muchachas nacidas en los años 90s les gusta Justin Bieber.

Ahora saquemos ese problema del medio. Aquí tienen una pista:

La Dieta Americana Estándar es supuestamente la manera en que la mayoría de la sociedad occidental come diariamente; algunos han seguido una dieta de más del 90% de alimentos procesados desde que nacieron. Estas comidas no solo tienden a ser altas en sodio, grasa, y productos animales, y a la vez casi desprovistos de hidratación, sino que también están llenas de aglutinantes químicos, estabilizadores, ingredientes modificados genéticamente, aceites artificiales, y son creados con la prioridad de usar productos económicos en vez de con el interés en la salud pública.

¿Sabías que la industria del fitness y la pérdida de peso es una de las más lucrativas hoy en día, generando billones de dólares con crecientes ingresos cada año? ¿Sabías que dicha industria se desarrolla en el mismo país que posee los mayores índices de obesidad, enfermedades cardíacas, depresión, y ansiedad? Y, para colmo, en vez de haber mejoras en la salud pública con todas las dietas y "respuestas" que existen, ¿sabías que estos males empeoran constantemente a medida que pasa el tiempo?

Si me preguntas, esa es una realidad más bien decepcionante y absurda en la cual vivimos.

Es también, no obstante, una gran motivación para abrir tus ojos a las preferencias nutritivas que muchas personas saludables, en forma y felices tienen en común, sin importar cual categoría dietética específica practiquen al final del día.

Empecemos por los dos grupos que son aparentemente los más opuestos, y no obstante comparten las mismas filosofías y prácticas: Veganos y Paleos.

¿Qué tienen en COMÚN?
LOS DIETISTAS VEGANOS/ VEGETARIANOS Y PALEOS/PRIMAL?

- Ambos hacen énfasis en ingerir alimentos integrales, no procesados y naturales.

Aunque los argumentos varían de acuerdo con los beneficios, datos científicos, estudios, experiencias personales, e incluso debates históricos, una cosa está clara en el núcleo de ambas dietas Vegana y Paleo: las dos sostienen un fuerte énfasis en alimentos integrales, que sean más orgánicos y cercanos a la naturaleza como sea posible. Es verdad que los que siguen la dieta Paleo obtienen la mayoría de sus calorías a partir de la carne animal o los mariscos, mientras que los veganos evitan estrictamente algo parecido... pero el centro de las diferencias entre sus preferencias culinarias verdaderamente termina aquí. Ambos lados alientan encarecidamente un enfoque en los alimentos que pueden ser comidos directamente de la tierra o de un árbol. Vegetales, frutos secos, semillas y frutas, constituyen todos, parte de ambas dietas y por una buena razón. Los veganos permiten granos, papas, y otros carbohidratos feculentos que la típica comida Paleo incluye raramente, pero el hecho es que ambos estilos de vida inspiran opciones culinarias ricas en nutrientes, no refinadas y no procesadas, convirtiendo su misión en gran escala, decisivamente beneficiosa.

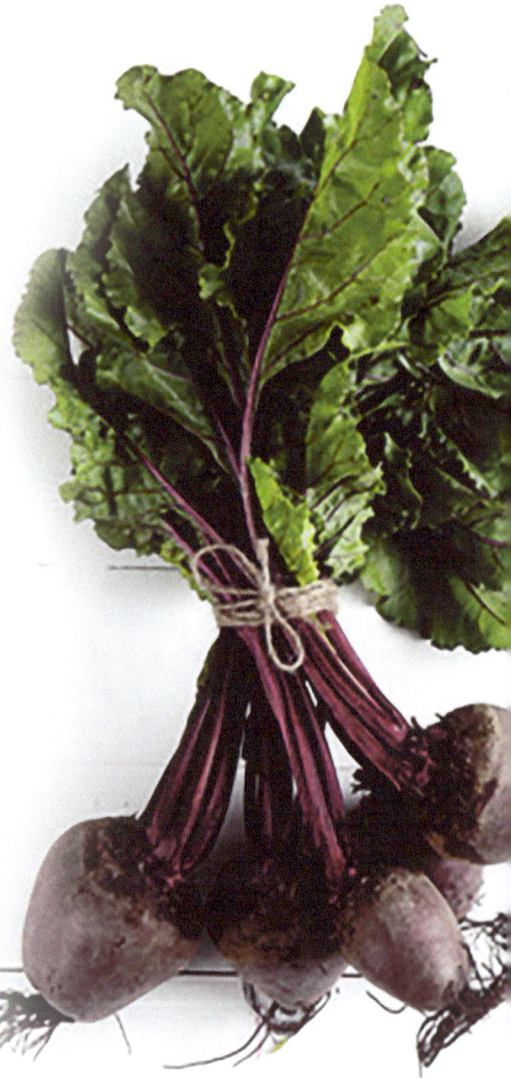

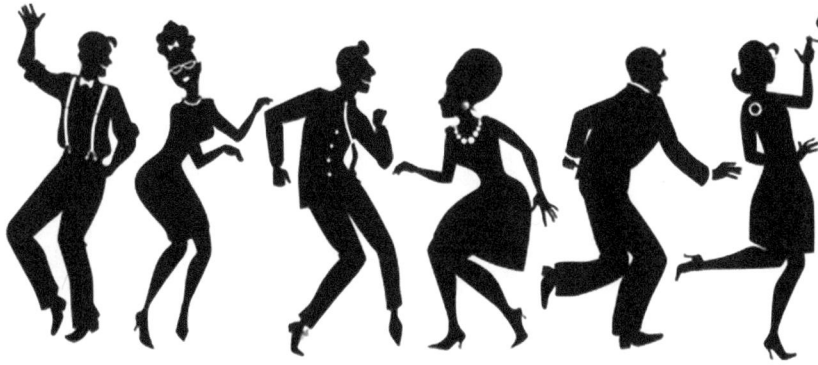

• Ambas son parte de una comunidad con mentalidad similar.

Probablemente todos hemos escuchado el dicho, "Dime con quién andas y te diré quien eres". Me gustaría compartir mi versión personal y proactiva:

"Escoge la compañía de esos que respetas, admiras, y espera parecerte a ellos a través de las características positivas de tu propia vida".

Como diré más adelante, ser un parte activa de cualquier tipo de comunidad de personas que piensan de manera similar, es una parte integral de la salud y el bienestar holísticos. Estar en contacto con otros con creencias compartidas, intereses parecidos, y estilos de vida comunes, no es sorprendentemente significativo en cada una de nuestras vidas. Una vez que somos lo suficientemente grandes como para aventurarnos por nuestra cuenta, también podemos elegir con quien asociarnos, con quien pasamos el tiempo, y, finalmente, de quien aprendemos. ¿Por qué esto importa tanto? En pocas palabras se resume, en la intrínseca necesidad humana de sentirse incluido, aceptado, y entendido.

Todos los estilos nutricionales de los cuales hemos hablado constituyen comunidades de personas (con una ligera excepción de la dieta SAD, la cual puede clasificarse más como un estilo dietético por defecto). Ya que disfrutar de la comida es normalmente un evento social, muchos individuos deciden asociarse a otros que comparten su estilo de vida y aprenden que mantener sus estándares dietéticos puede resultar difícil sin este aspecto comunal. ¿Cuántas veces has estado en una dieta estricta solo para sentirte que eres la persona extraña de la fiesta? ¿Puedes imaginarte cómo se siente ser un vegano en una familia fanática al cerdo asado, o seguir la dieta Paleo a la vez que trabajas en una panadería o una tienda de donuts?

Estar rodeados de personas que se asocian a tus propias metas, puntos de vista personales, y/o hábitos del estilo de vida, hace mucho más fácil mantener el ímpetu y sentirse satisfecho durante el proceso. Lo creas o no, esto también actúa como una motivación subyacente. Por no mencionar que se crea automáticamente un sistema de ayuda en el cual apoyarse y verse reflejado si las cosas se ponen difíciles. Ya sea en sitios web o foros, grupos en las redes sociales, o encuentros locales, todos los estilos dietéticos mencionados ofrecen una vasta comunidad de mentes compatibles para conectar.

• Ambas dietas tienen entusiastas increíblemente apasionados

Al igual que el estar enamorado, hace a las personas querer gritarlo desde los tejados y compartir un sentimiento tan maravilloso con el mundo, experimentando pasión (la emoción que lleva a un amor gritado desde el tejado) por cualquier cosa causará la misma reacción. Imagínate que has alcanzado una increíble pérdida de peso o ganancia de músculos a través de un régimen dietético particular, o te has dado cuenta que ya no sufres de los males que te habían afligido por casi toda tu vida, o simplemente te sientes mejor que nunca... ¿Por qué razón no querrías con fervor decirle a todos, lo que finalmente te funcionó? Ese es el caso para los defensores de dietas incluyendo los veganos, los de la dieta Paleos, los de la dieta Flexible, y esencialmente cualquier individuo que ha experimentado éxito personal a través de cualquier régimen nutricional.

El problema es este: muchas personas en comunidades de ideas afines buscarán de forma natural, diferencias más que similitudes entre ellos, con el objetivo de defender sus propias creencias y prácticas sobre qué es mejor y por tanto "el único" camino a seguir.

Desafortunadamente, estos pasionales estados de ánimo pueden de algún modo impedirnos recordar que lo que funciona para nosotros, encantadores copos de nieve que somos, puede no funcionar para otros. La aceptación pudiera irse al traste, conllevando a una separación competitiva para ser superior a los demás, en vez de la unidad para alentar la salud óptima y el bienestar en general.

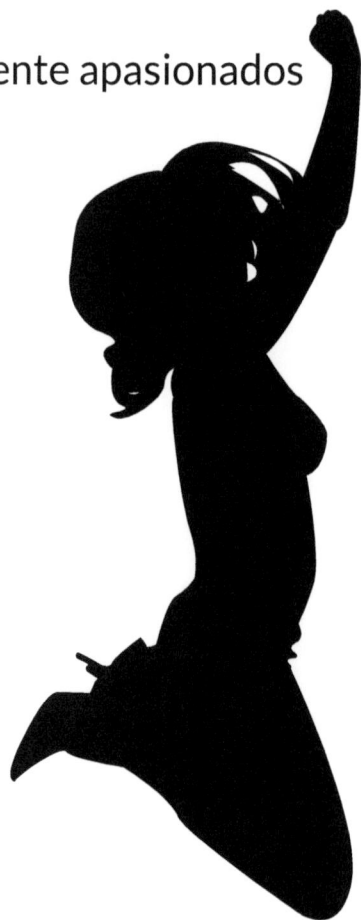

¿Todos los estilos nutricionales incluirán personas apasionadas dispuestas a debatir por qué lo que ellos hacen o cómo ellos comen, es el mejor modo de todo el universo? "Por-su-puesto"! ¿También estarán armados y listos para decirte lo que está mal con cualquier cosa diferente? Hasta el fin de los tiempos.

A pesar de esto, mi esperanza es que poco a poco cada uno de ustedes pueda descubrir lo que es mejor para sí, ver los resultados y apasionadamente compartirlos con el mundo, aceptar que otros puedan progresar haciendo las cosas de forma diferente, y ser pacientes con aquellos que todavía están buscando el camino mientras a la vez eres paciente contigo.

Es importante recordar que, así como en el mundo siempre existirán personas extremadamente sanas y en forma, también siempre existirán aquellos que aún están luchando para lucir o sentirse en su mejor momento. Esto es cierto, sin importar de cuál "dieta perfecta hecha para todos los humanos" uno afirme formar parte, porque – por millonésima vez – no existe una dieta universal perfecta. No existe una lista de alimentos específica para que todos sigan, en la que todos triunfarán, y eso te incluye a ti.

Existen, sin embargo, **normas generales** (como las mencionadas a lo largo de estas páginas incluyendo un enfoque en comidas integrales no procesadas, priorizando la hidratación, y prestando atención a los mensajes de tu cuerpo) que aportarán una mejor salud y resultados notables por los que la mayoría de nuestra sociedad lucha.

Ahora, el culpable de verse o sentirse mal puede ser definitivamente debido a seguir una dieta basada en alimentos secos y procesados (como se explica en la sección Algo Para Reflexionar). Pero cuando se trata de sustentabilidad, la principal pregunta es que debemos hacernos es: ¿alguna vez has estado en un ciclo de continuos escenarios de reglas estrictas con una mentalidad de solución rápida, solo para retroceder de nuevo al inicio?

Y la próxima pregunta es: ¿Estás listo para cambiar eso y finalmente ver resultados progresivos para toda la vida mediante la puesta en práctica de directrices directas y simples?

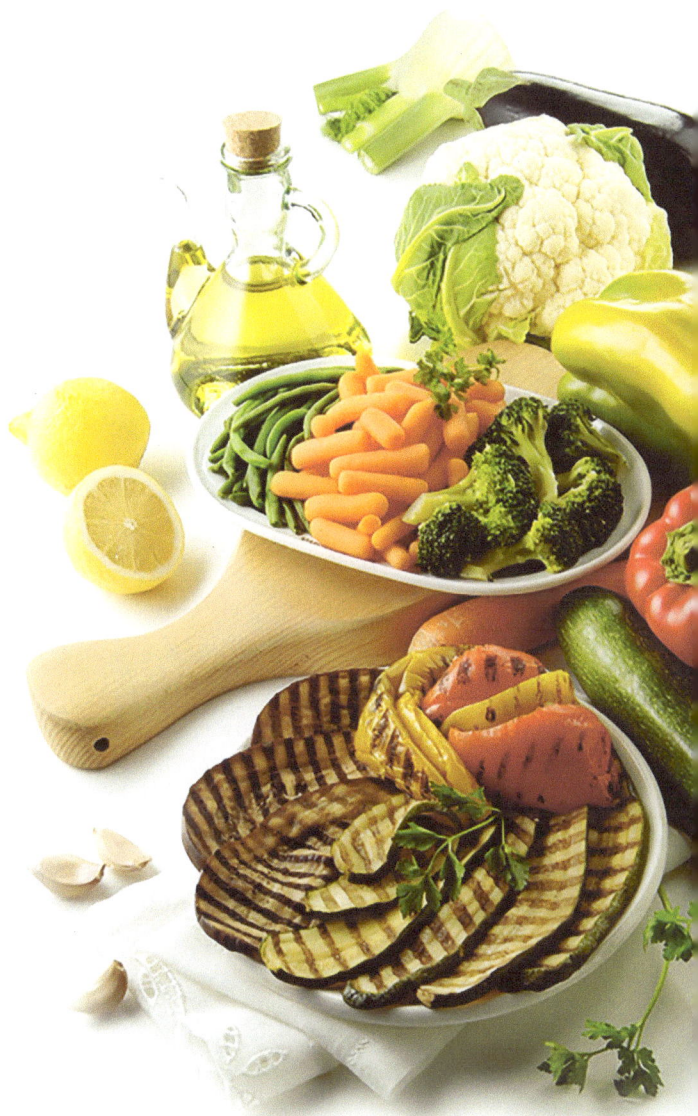

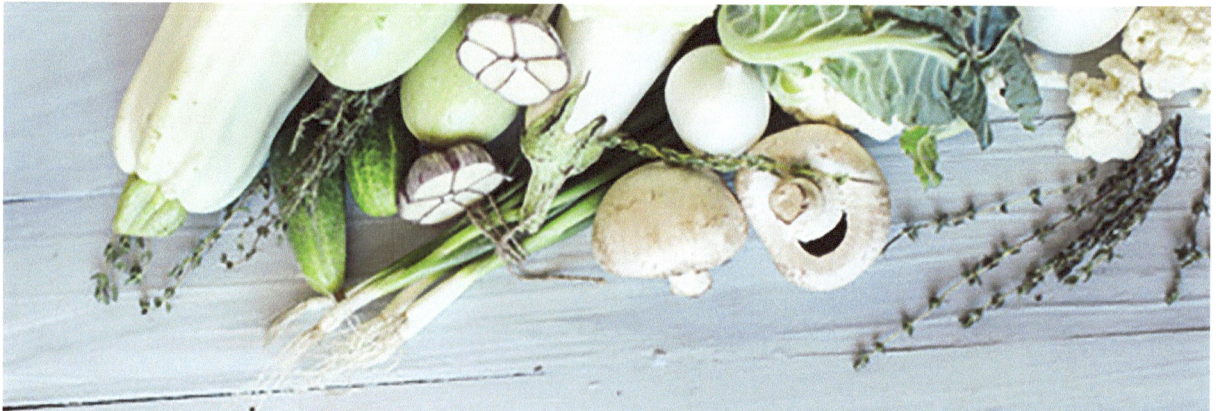

ALGO PARA REFLEXIONAR:

Aunque el beneficio que tienen en común las dietas mencionadas (excepto la Dieta Americana Estándar) se derivan de alentar a las personas de comer alimentos integrales, no procesados y naturales, podrás aún encontrar tantos artículos en los supermercados que se definen como Veganos, Paleo, Sin Gluten y similares (piensa en galletas, productos horneados, refrigerios, alimentos semejantes a la comida "chatarra", helados, postres, etc.). ¿Estos artículos son mejores para ti que sus homólogos SAD? En el sentido funcional de tu cuerpo y en lo que lo haría operar más eficientemente, en general diría que sí. Alternativamente, si sientes que hacer estos pequeños cambios (como cambiar las galletas de chocolate Oreos de su versión clásica a una versión vegana orgánica) es una mejora personal, es definitivamente un paso de avance... Sin embargo, incluso si los ingredientes de estos alimentos procesados tienen mejor calidad, recuerda mi mayor consejo: *el factor hidratación*.

Una simple forma para saber si estas eligiendo la mejor opción para un cuerpo y una mente holísticamente felices, es enfocarse en hacer que los alimentos hidratantes y ricos en agua (específicamente frutas y/o vegetales) compongan al menos la mitad de tu dieta.

En vez de considerar las comidas como buenas o malas en general, empieza a mirarlas como secas y grumosas, o jugosas y frescas. Escogiendo la opción jugosa y fresca más a menudo que la seca y quebradiza, estas dando un paso casi sin esforzarte en hacer una gran mejora en tu cuerpo, mente y completo bienestar.

CALIDAD VS CANTIDAD DE LOS ALIMENTOS
(y como cada uno contribuye a la pérdida de peso)

Al examinar cualquier tendencia dietética o estilo nutricional, existe también la consideración acerca de la calidad de los alimentos vs la cantidad de estos. Sabrás que, aunque algunos los priorizan a los dos, la mayoría favorece o una o a la otra.

Muchas dietas populares están basadas más en la cantidad de comida (tales como la dieta por "puntos" Weight Watchers, dieta Jenny Craig, comidas Lean Cuisine, dieta 5 mordidas, y cualquier cosa centrada en contar calorías o tamaño de las porciones, y – en esta guía – las comidas estilo IIFYM).

Las dietas que están más enfocadas en la calidad de los alimentos incluyen cualquier régimen basado en alimentos integrales como Vegana, Cruda, Paleo/Primal, y Whole30.

La típica dieta Fisiculturista es un buen ejemplo de un programa que considera ambas, calidad y cantidad, ya que incluye la mayoría de las veces principalmente alimentos integrales y porciones medidas estratégicamente.

Así que, ¿cuál es la diferencia cuando se trata de tu cuerpo, tu salud y tu progreso?

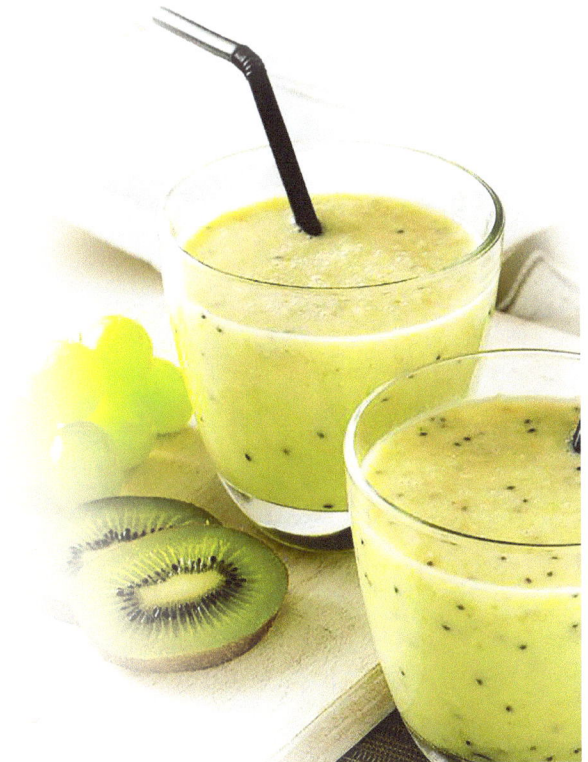

LA CANTIDAD DE ALIMENTOS (calorías que entran VS calorías que salen) afecta tu peso o masa corporal total, ambos ganancia y pérdida. Cuando el cálculo de macronutrientes – gramos específicos de proteínas, carbohidratos, y grasas – entra en juego, la cantidad afecta particularmente la composición corporal.

LA CALIDAD DE LOS ALIMENTOS
(incluyendo micronutrientes como vitaminas y minerales) influencia influye en las funciones hormonales y físicas, nutrición general, desde la lucidez y salud de los órganos, hasta la salud del cabello y la piel, distensión abdominal, llenura y digestión.

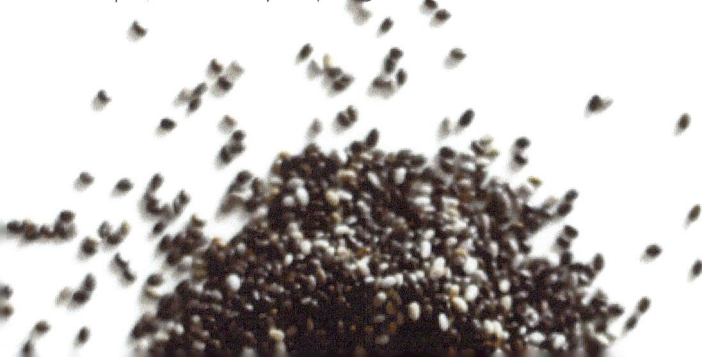

Como probablemente habrás adivinado, todo cuenta cuando se trata de obtener una salud óptima y holística y alcanzar tu meta de peso o de físico.

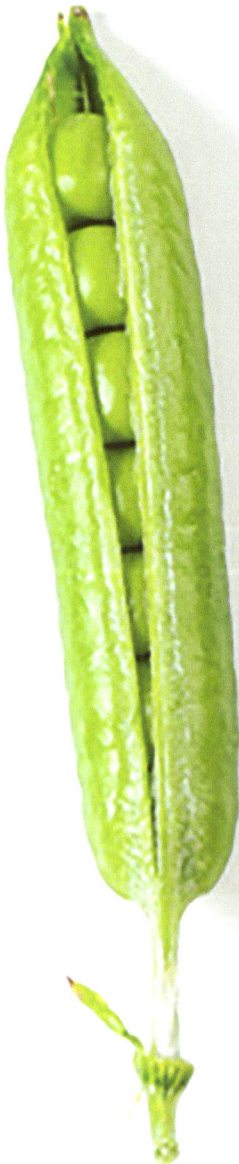

Una de las mayores razones por las cuales los alimentos basados en plantas, tales como los vegetales, especialmente de hojas verdes, son particularmente beneficiosos, es porque los mismos son extremamente volumétricos, lo que significa que estos proporcionan nutrientes de alta cualidad con pocas cantidades en comparación con otros alimentos. Por ejemplo, un balde de pintura lleno de lechuga romana, espinacas, berza, y pepino contiene no más de 300 calorías y está repleto de vitaminas, minerales, fibra, y agua... mientras que un pastel de miel del tamaño de tu mano contiene alrededor de 600 calorías... además, en todo su procesado esplendor, esta privado de algún valor nutricional, aumentará abruptamente tu nivel de azúcar en la sangre, tiene un alto contenido de grasa, y probablemente te causará un dolor de estómago mientras te deja con hambre después de 45 minutos (mientras que las verduras te sostendrán por más tiempo debido a su fibrosa cualidad).

Hablaremos más acerca de las fibras y los alimentos volumétricos en el capítulo bonus sobre la hidratación.

Cuando se trata de perder peso corporal – sin especificar si es músculo, grasa, u otro – la cantidad no importa. Dicho en pocas palabras, el peso se gana consumiendo un excedente de calorías, el peso se mantiene consumiendo la misma cantidad de calorías o energía que el cuerpo quema, y el peso se pierde teniendo un déficit de calorías. Un déficit de calorías se puede alcanzar de dos formas: moviéndose más y/o comiendo menos.

MOVERSE MAS vs COMER MENOS

Quemar calorías incrementando la energía que sacas o gastas, se puede alcanzar mediante actividades físicas como el ejercicio. Comiendo con un déficit de calorías también puede conllevar a una pérdida de peso. El déficit calórico de una persona depende de su índice metabólico basal (BMR), o de las calorías necesarias para las funciones metabólicas básicas (mantener tus órganos funcionando, tu cerebro operando, tus pulmones respirando y otros funcionamientos internos), combinado con el gasto energético diario total (TDEE o actividad diaria).

ALGO PARA REFLEXIONAR:

La mayoría de las personas subestiman su índice metabólico basal – o calorías quemadas durante el reposo absoluto – y su TDEE. Esto conlleva a comer con un déficit demasiado bajo para una buena salud, lo cual entonces conlleva a una gran variedad de síntomas de disfunciones metabólicas, incluyendo desde el insomnio hasta problemas reproductivos, pérdida del cabello, y otros. He encontrado que la fórmula más acertada para calcular el BMR/TDEE es la fórmula Harris-Benedict, para la cual puedes encontrar diversas calculadoras online. Si conoces tu por ciento de grasa corporal – que, como nota al margen, **no** es lo mismo que tu BMI – la fórmula Katch-Mcardle es la más precisa.

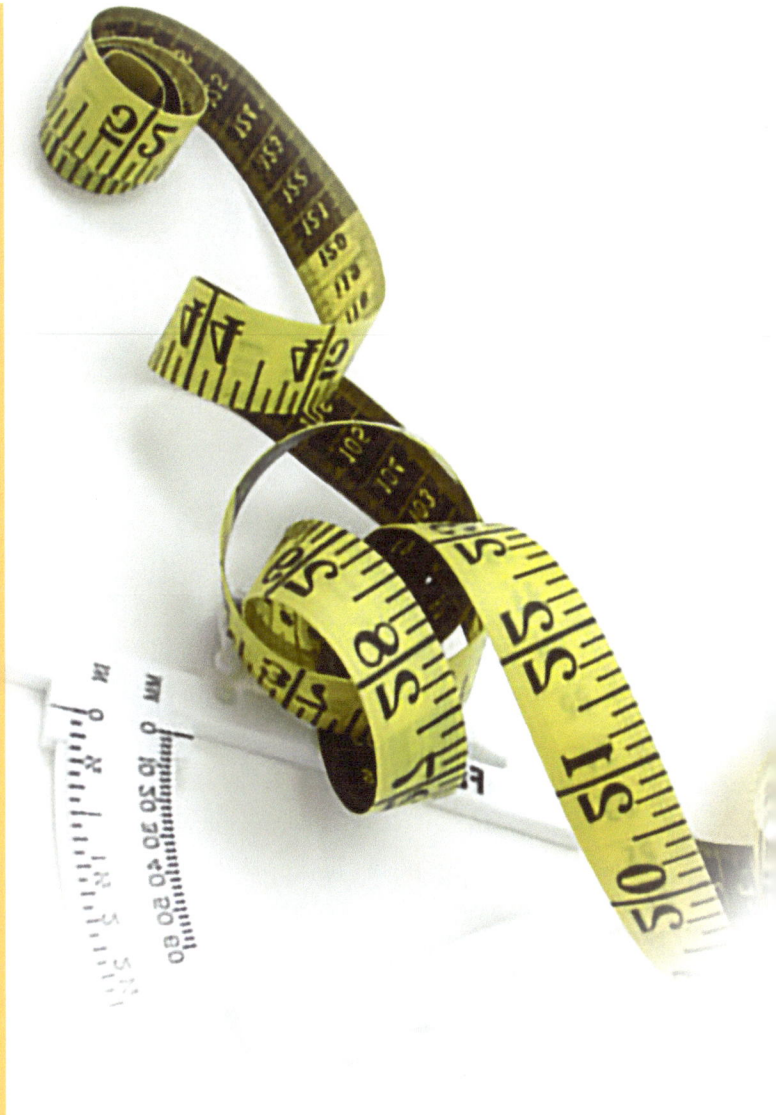

Algo Más
PARA REFLEXIONAR:

Trata de usar **una** de las opciones anteriores para empezar, ej. Moverte más intencionalmente o comer deliberadamente con un déficit calórico intencionalmente. Puedes definitivamente moverte más, a la vez que eliges alimentos más saludables. Pero, si te sientes culpable porque piensas que te sentirás muy abrumado/a y te rendirás, se convertirá en una dieta yo-yo, y/o te atracarás de comida después de los primeros resultados, te recomiendo encarecidamente evitar la combinación "muévete más, come menos". En cambio, elige "comer menos, moverse menos" o "comer más, moverse más" incorporando alimentos integrales. Te sorprenderá saber que esta vía te puede ayudar a obtener la pérdida de peso deseada con mucho menos estrés.

Dicho esto, si al final decides la ruta "comer menos" y prefieres monitorear tu consumo de alimentos, nunca, nunca, nunca, consumas menos que tu BMR calculado. Idealmente, no comas menos que tu BMR con TDEE – principalmente a largo plazo. La meta es alcanzar un peso saludable con óptima salud... y el secreto es simplemente la **consistencia**.

Como probablemente sabrás, este tema se merece su proprio libro para explicar completamente los muchos factores involucrados, incluyendo el efecto en el metabolismo, el sistema reproductor, pérdida de grasa VS pérdida de peso, mantenimiento muscular al restringir las calorías, el modo inanición, y otro número de cosas. Pero, por el bien de esta guía, la lección básica aquí es estar consciente de que la cantidad de alimentos afecta tu masa corporal (peso) como un todo.

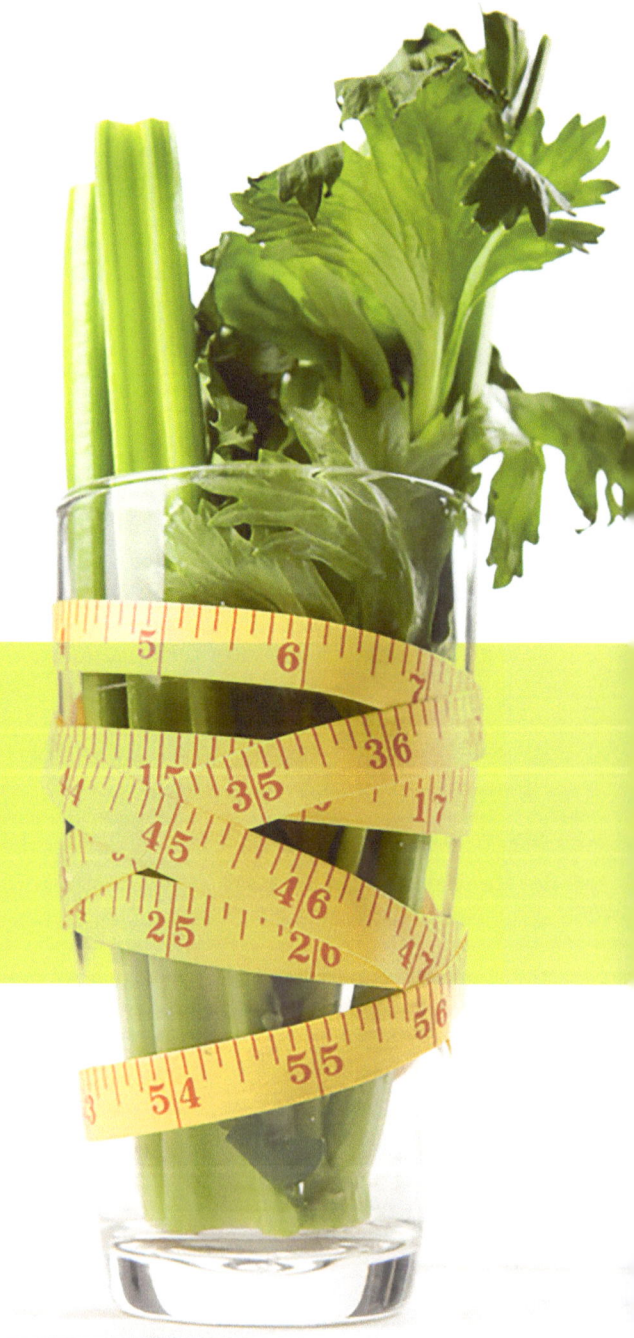

La calidad de los alimentos es increíblemente importante cuando se trata de todas las funciones corporales y afecta el gasto de energía (o las calorías quemadas) por tu cuerpo. Los diferentes macronutrientes y alimentos se digieren con velocidades diferentes, por ejemplo:

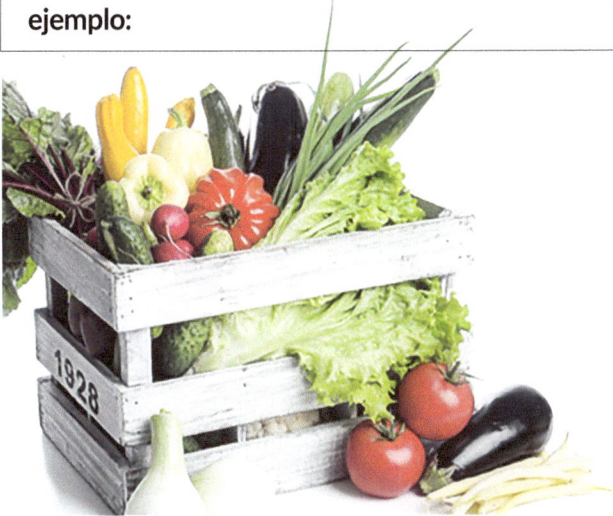

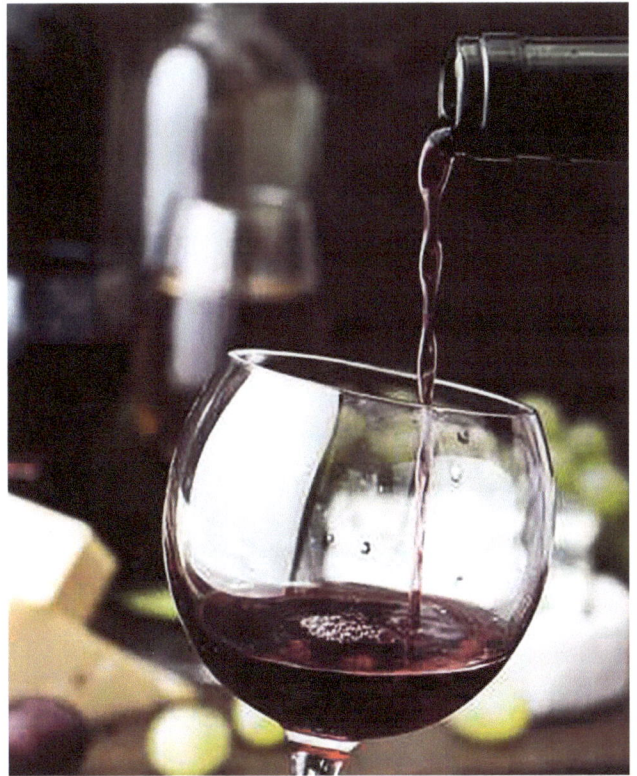

- **Los carbohidratos tienen 4 calorías por gramo.** Los mismos se digieren rápidamente, empezando a partir de tu boca mientras masticas. También proporcionan la fuente más inmediata de energía.

- **Las proteínas también tienen 4 calorías por gramo.** Las mismas se digieren un poco más lentamente, requiriendo incluso más energía de tu cuerpo, iniciando la desintegración en el estómago. Las proteínas no proveen a tu cuerpo de energía disponible en el momento.

- **Las grasas tienen 9 calorías por gramo.** Los mismos se digieren más lentamente, requiriendo incluso más energía de tu cuerpo, iniciando la desintegración y la absorción en el intestino delgado. Esta es también la razón por la cual estas tienden a saciar más, manteniendo a las personas llenas por más tiempo. Tu cuerpo puede procesar grasa para proveer energía, pero como último recurso y mucho después de su fuente preferida: los carbohidratos.

- **Dato extra sobre la digestión:** aunque el alcohol no puede ser considerado un macronutriente ya que el mismo no es esencial para la supervivencia, es importante mencionarlo a los curiosos, y a los que les gusta tomarse algunas cervezas, vino, o licores a cada rato. El alcohol contiene 7 calorías por gramo y es VIP (muy importante) para la digestión, lo que significa que tu cuerpo prioriza el metabolismo del alcohol primero que las proteínas, los carbohidratos, o la grasa. En pocas palabras, tu cuerpo se esfuerza en expulsar el alcohol lo más rápido posible ya que no pertenece a ninguna parte del cuerpo y no provee ningún beneficio nutricional. Otros beneficios no nutricionales como habilidades en el baile super mejoradas o valentía conversacional, se pudiera decir que son desdeñables.

La Diferencia entre
DIGESTION y METABOLISMO

Aunque la digestión y el metabolismo son a menudo entrecruzadas y malentendidas como si significaran lo mismo, son en realidad dos procesos corporales completamente separados. La digestión se refiere a las funciones dadas en el largo tubo que es tu tracto gastrointestinal, desde tu boca por todo el camino hasta tu lindo trasero. El metabolismo por otro lado, se refiere a que tan eficiente o ineficientemente, las células de tu cuerpo utilizan los nutrientes absorbido durante la digestión.

El metabolismo es típicamente medido mediante el gasto de calorías (como BMR o RMR, índice metabólico basal o en reposo), así como varios factores como altura, peso, nivel de actividad, estado de salud actual, etc.

La digestión, por otro lado, se mide por el "tiempo de tránsito" de los alimentos mientras pasan a través del tracto digestivo. En otras palabras, solo porque ves el desayuno del lunes en tus popó después del trabajo en el mismo día, no quiere decir que tengas un metabolismo veloz. Ambos procesos tampoco son estáticos, y varían según los factores metabólicos medibles, el momento del día, los alimentos ingeridos, las hormonas, el ejercicio, el sueño, y otros. Ten en cuenta que una restricción de calorías severa (o la inanición) y la malnutrición, puede en realidad disminuir tu velocidad de metabolismo, pero que no se han encontrado factores que aumenten significativamente la velocidad metabólica.

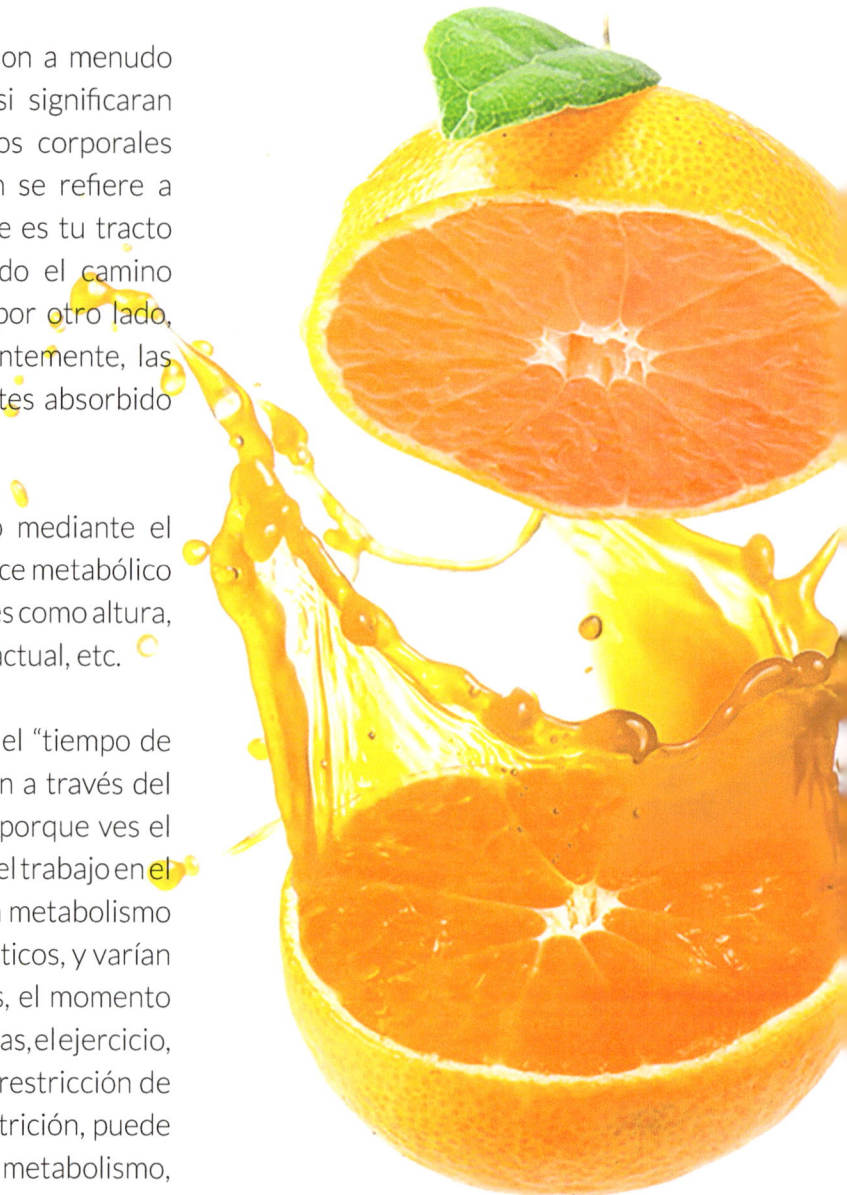

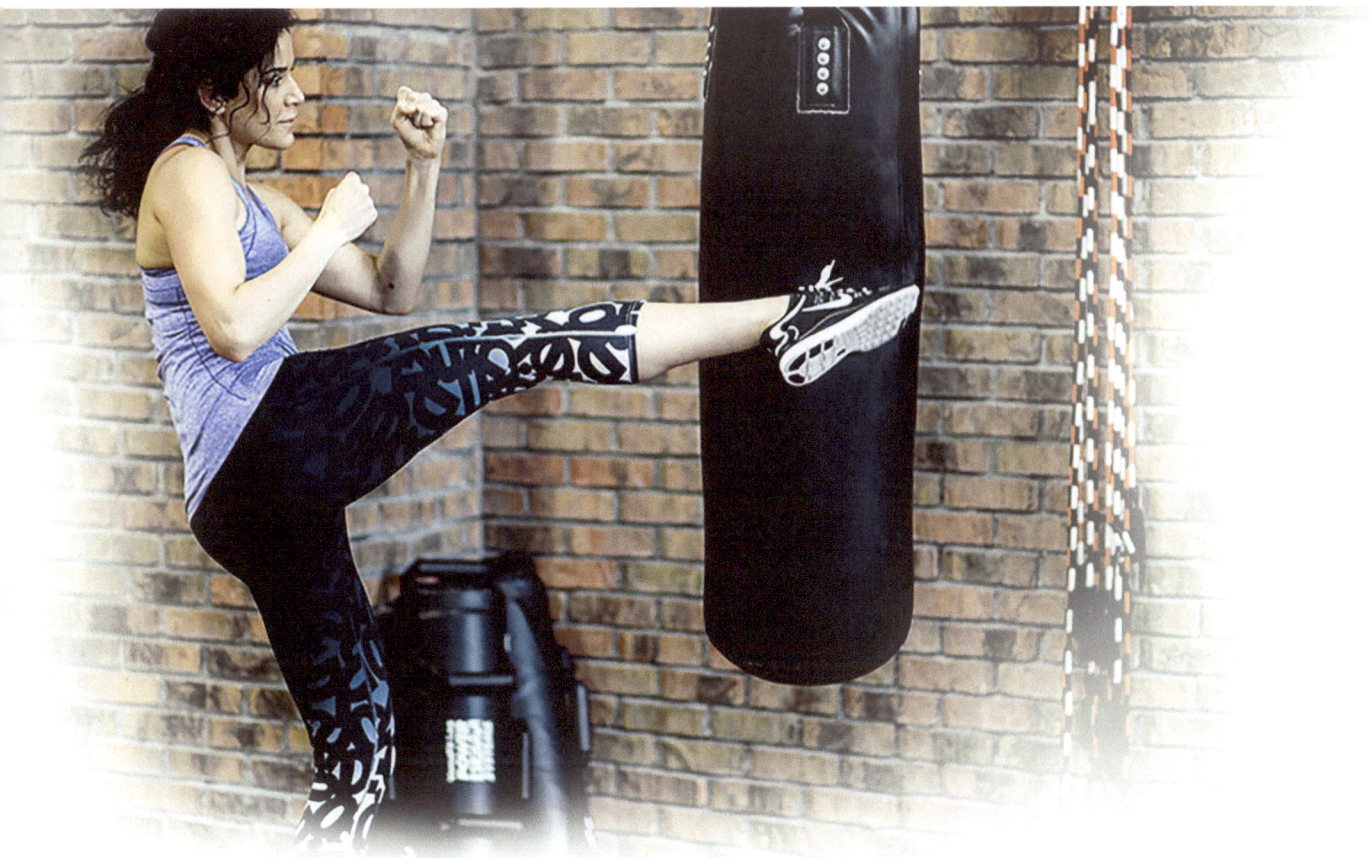

Dicho esto, la forma más efectiva para aumentar tu tasa metabólica en reposo total – o las calorías quemadas en reposo – es ganar y mantener masa muscular (la cual - como nota al margen - es siempre magra) mediante ejercicios basados en el fortalecimiento muscular.

Adicionalmente, existen diferentes maneras de mejorar la digestión según tu estado actual de salud y costumbres. Pero, para comenzar, puedes eficazmente mejorar la digestión tomando agua y comiendo alimentos ricos en agua, incrementando el consumo de fibra, evitando alimentos sobre procesados y comidas pesadas y de gran tamaño, estando en una mayor sintonía con los indicios de tu cuerpo y estando más al tanto de las reacciones gastrointestinales provocadas por los diferentes alimentos.

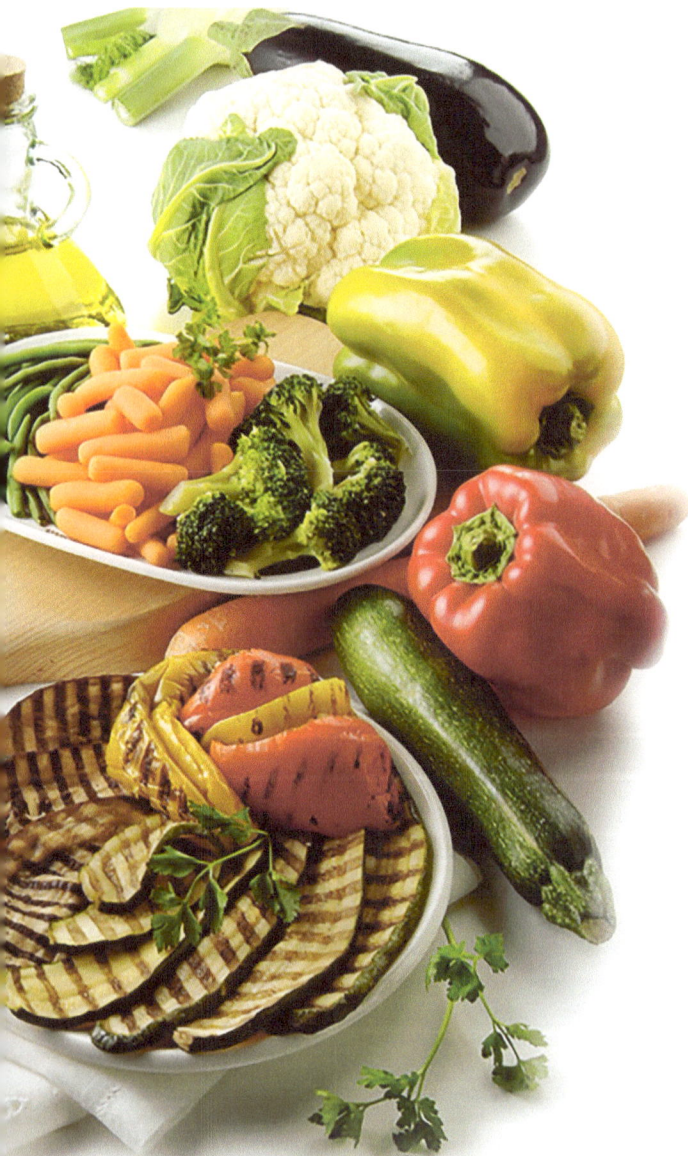

Otros factores que son a menudo considerados cuando se trata de dietas y nutrición, es el horario de las comidas, la combinación de alimentos, y los ciclos de nutrientes o carbohidratos, para nombrar algunos. Me gusta llamar estas estrategias "accesorios nutricionales". Son como el cerquillo y los aretes de tu conjunto dietético. Son herramientas, trucos, y otras maneras de comer con las cuales puedes jugar, después de haber aprendido los beneficios básicos.

Por esto, te sugiero encarecidamente evitar estos accesorios, hasta que te sientas completamente en confianza con tu estilo dietético. Preocuparse por estos aditamentos puede distraer a tantas personas y dejarlas caer de nuevo en el enfoque de una dieta como solución rápida. Además, te darás cuenta que la mayoría de estos accesorios llegarán sin esfuerzo y naturalmente, sin pensarlo, una vez que aprendas a estar más en sintonía con tu cuerpo, hambre, y niveles de actividad.

Concentrándote en construir una sólida base nutricional, puedes alcanzar tus objetivos sin sentirte abrumado/a o desviada de las cosas básicas.

Es por esto que te recomiendo que construyas una fuerte base nutricional concentrándote en la calidad de los alimentos en vez de en el método común de conteo de calorías, basado en cantidades. Esto es especialmente importante para aquellos que sufren cualquier síndrome, desorden o enfermedad metabólica, incluyendo:

• Problemas tiroideos o suprarrenales (hipo o hipertiroidismo, enfermedad de Hashimoto, enfermedad de Grave, etc.)	• Problemas reproductivos (PCOS, PMS, infertilidad, endometriosis, quistes ováricos, etc. en las mujeres; disfunción eréctil, infertilidad, senos engrandecidos, etc. en los hombres)	• Problemas de la piel (acné, acné quístico o hormonal, eccema, rosácea, piel seca, erupciones cutáneas q, etc.)	• Cualquier síntoma abdominal que estés sintiendo que no refleje un estado de salud general

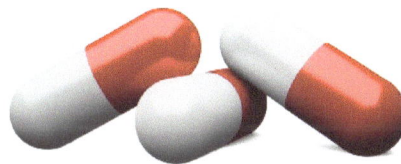

Si experimentas alguno de estos, un sólido primer paso es entender y reconocer que lo que pones en tu cuerpo es clave para curar estos males de adentro hacia afuera. Piénsalo de esta forma: si tu cuerpo tiene que batallar un mal que afecta su funcionamiento diario o su supervivencia, cierto que no priorizará tu deseo de perder peso (y, lo que es más probable, tratará de entorpecerlo).

Concentrándote en la calidad de los alimentos y alimentando regularmente tu cuerpo con las opciones más nutritivas, estás alentando una salud interna que se verá reflejada externamente trayéndote de vuelta a la talla y forma saludables que estás hecho para tener.

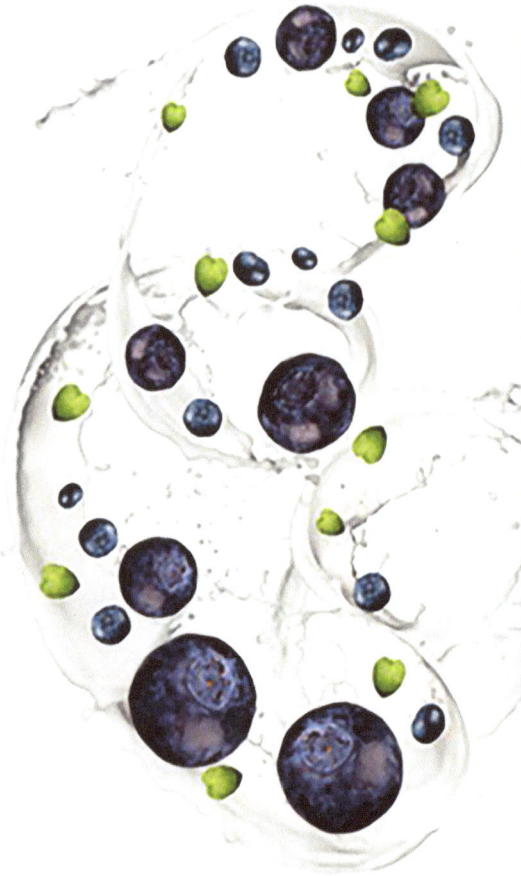

Como dije antes, alimentos no procesados de alta calidad tienden a ser más volumétricos. Puedes comer muchos más de estos alimentos naturales llenos de vitaminas y minerales, con menos calorías, en vez de las opciones procesadas. También pudieras finalmente:

- Dejar de velar obsesivamente el tamaño de tus porciones y disfrutar platos abundantes de comida.
- Experimentar la diferencia entre repleto, inflado y queriendo tomar una siesta después de una comida que te llena, y sentirte enérgico y confortablemente satisfecho.
- Sentirte mejor – de adentro hacia afuera – estando más hidratado y alimentando tu cuerpo con las vitaminas, nutrientes, y aminoácidos que podría haber estado necesitando.
- Experimentar mejoramientos en todos los sentidos, desde la digestión hasta los dolores de cabeza, el insomnio, la elasticidad y el brillo de la piel, la ansiedad, los niveles de energía, hasta la salud sexual y otros.

Y – el truco:
- **Si te concentras en aumentar los alimentos integrales ricos en agua y nutrientes como los vegetales, las frutas y los granos, también es probable que te pongas por defecto en un déficit calórico.**

En otras palabras, no necesitas preocuparte acerca de contar las calorías o los macronutrientes porque probablemente estos alimentos integrales te saciarán mientras estás en un déficit calórico, incitando la pérdida de peso de forma natural. Y, lo mejor es que, esta pérdida de peso será un resultado de la salud interna que has readquirido.

EMOCIONANTE, ¿VERDAD?

Así que, a pesar de que esta Guía para Principiantes se trata de que adquieras toda la información y escojas el mejor camino, y alcanzar tu Trifecta de la Verdadera Salud, te incito a empezar a hacer del consumo de alimentos naturales, no procesados, de alta calidad, una prioridad. No te preocupes acerca de calcular, o de qué frutas y vegetales son "mejores" que los otros. No pienses de más o te preocupes sobre lo "correcto" o "incorrecto". Ni siquiera te preocupes de en qué tienda compras, y si es orgánica o no.

No compliques de más algo que es en realidad tan sencillo como suena.

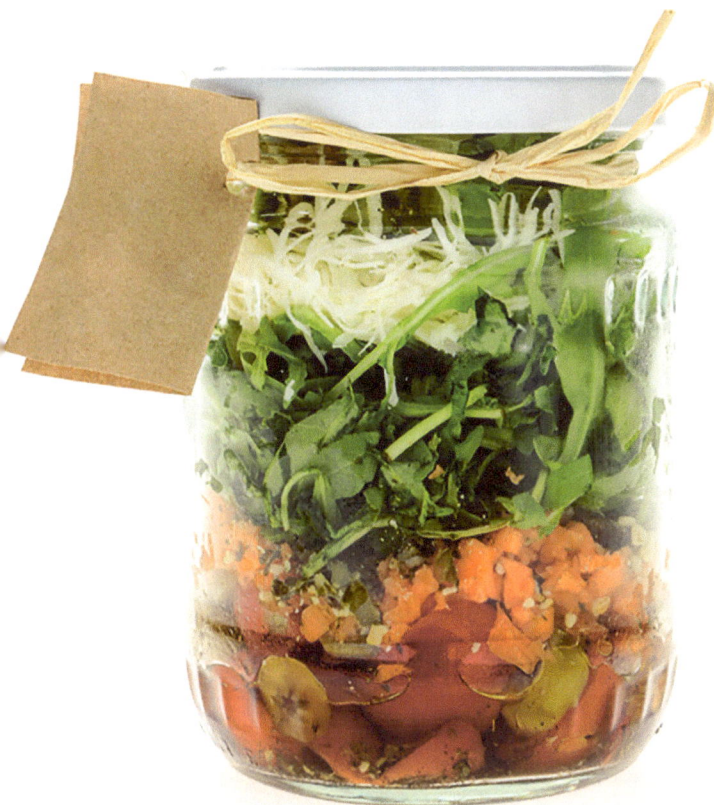

Tan solo enfócate en meter más de las cosas que están en la sección de Productos Orgánicos – verduras, hortalizas, vegetales, frutas e incluso nueces – en tu carro de la compra, en tu cocina, y en tu barriga. Adiciona un poco de estos a cada comida, cada día. Reemplaza la merienda o platillo procesado que consumes normalmente, con bayas, o cítricos, o una ensalada gigante, o brócoli y coliflor cocidos. **Tan solo escoge esta opción y conviértela en una parte consistente de tu rutina.** Ya que sé que me preguntarán: los frescos son mejores, pero los congelados tienen la misma alta calidad – o hasta mejor (e incluso son muy convenientes, solo asegúrate de que el único ingrediente sea la fruta o la verdura si lo compras congelado).

Recuerda que: Es el momento de ser simple, construir un estilo de vida saludable y sostenible, y visualizar resultados continuos sin regresar a la mentalidad de "solución rápida".

FIBRA:
La Magia detrás de las CÁMARAS

Pareciera que las proteínas, los carbohidratos y la grasa alcancen la mayor popularidad cuando se habla de cualquier estilo nutricional o plan dietético. Mientras tanto, todos parecen olvidarse del pequeño detrás de las cámaras que hace todo el trabajo sucio evita que se arme la gorda, asegurándose que todo marche sin contratiempos... y aun así, nunca obtiene ninguna gloria.

Sí, estoy hablando de la **fibra**.

A lo mejor es porque no hay nada interesante o llamativo en enseñar la importancia de los nutrientes directamente correlacionados con las heces (popó), pero cuando se resume a esto, la fibra es un factor vital en relación con tu bienestar nutricional. Tal como los alimentos integrales de calidad y la adecuada hidratación, el consumo suficiente de fibra es clave para un funcionamiento y salud óptimos.

Así que, ¿cuál es el gran alboroto acerca de la fibra? Primero que todo, te ayudará a llenarte y mantenerte sintiéndote satisfecho entre comidas, ya que su digestión es más lenta en tu organismo. Los alimentos altos en fibras también te pueden ayudar a evitar los descensos de energía (¿cansancio en la tarde, a lo mejor?) porque inhibe los picos en los niveles de azúcar en la sangre, lo cual puede ser beneficioso para aquellos con problemas basados en la insulina como diabetes o

hipoglicemia.

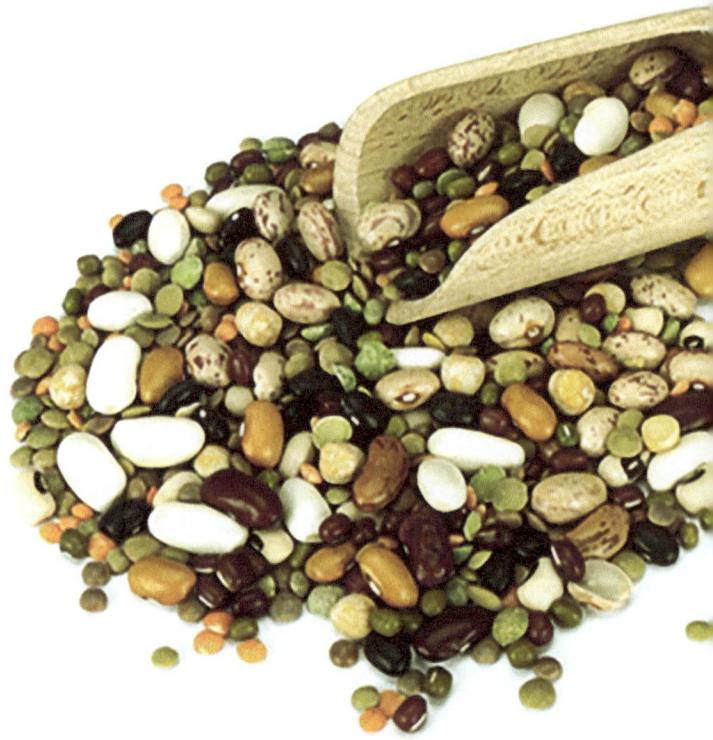

La fibra también ayuda a transportar los residuos (o proporcionar volumen) a través de tu tracto digestivo, lo que puede ayudar a mover todo lo que comes a través de tu organismo más fácilmente, y a eliminar cualquier exceso de toxinas y estrógeno, asistiendo a aquellos que luchan contra males tales como PCOS o endometriosis.

Desafortunadamente, muchas personas cuando piensan en la fibra y cómo obtenerla, tienden a comprar un suplemento como el Metamucil. Es importante recordar que los suplementos deberían ser tratados exactamente como eso – una adición suplementaria a tus elecciones nutritivas básicas. *Para una salud y beneficios óptimos, la clave es concentrarse en alimentos integrales por encima de los suplementos cada vez que sea posible* – y obtener fibra mediante lo que comes naturalmente, es mucho más fácil de lo que pensarías. Además, también obtienes el beneficio de todas las otras vitaminas, minerales, y agua contenidos en una comida integral, al contrario de un suplemento de, por ejemplo, mezcla de polvo de fibra.

Otra nota importante, muchas personas sin saber, compran suplementos como este cuando luchan contra una indigestión, la cual, la mayor de las veces, puede ser aliviada incrementando el consumo de agua y los alimentos altos en fibras y ricos en agua. Muchos de los beneficios de los suplementos de fibra vienen del hecho que estos son ingeridos con una buena cantidad de agua u otros fluidos.

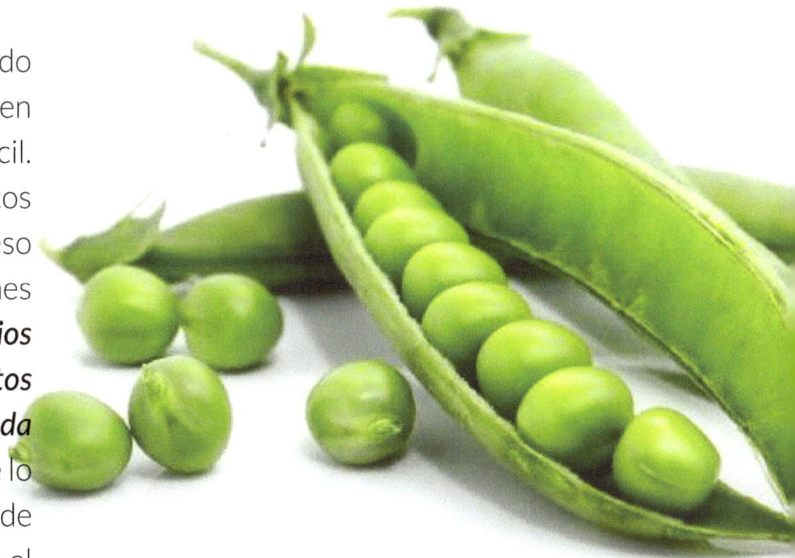

Existen dos tipos de fibra:

- **Fibra Soluble:** se disuelve en el agua, convirtiéndose en una sustancia gelatinosa.

- **Fibra Insoluble:** no se disuelve en el tracto proporcionando volumen a las heces.

Ninguno de los dos tipos de fibra es directamente absorbido en tu organismo.

Ambos pasan a través de tu tracto digestivo de algún modo, manera o forma, por lo cual masticar bien esas verduras y vegetales es más importante de lo que pudieras pensar, ya que masticar es el único acto de digestión mecánica que obtienen los alimentos.

Ambos tipos de fibra son increíblemente valiosas para una buena digestión, pérdida de peso, saciedad, y salud en general.

Ambos tipos de fibra se obtienen fácil y naturalmente comiendo frutas y vegetales.

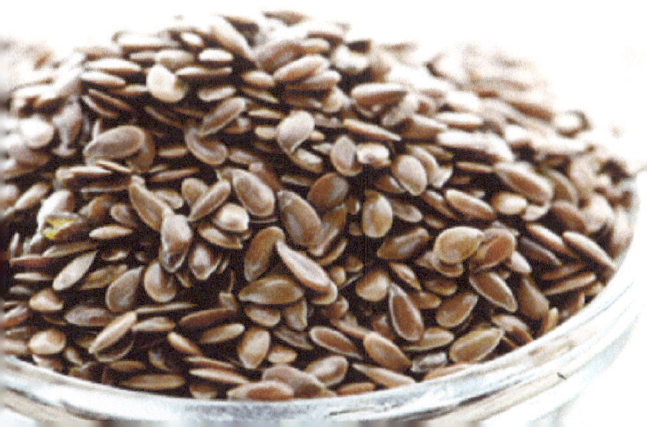

Si padeces de problemas digestivos, colesterol alto, o incluso síntomas de dominancia de estrógenos o PCOS, te recomiendo insistentemente convertir en una prioridad la adición de alimentos integrales fibrosos en tu dieta diaria. Esto sería un estupendo hábito mensual que pudieras comenzar una vez tengas tu hidratación funcionando. Tan solo asegúrate de introducir en tu dieta cualquiera de estos alimentos de la Lista Alta en Fibras como porciones moderadas para empezar, evitando así sentirte obstruido o constipado, especialmente si vienes de un estilo nutritivo SAD.

Si te comienzas a sentir congestionado en el departamento digestivo, bebe más agua, ya que te ayudará a rehidratar y evacuar tu sistema. Piensa en el agua como si fuera aceite en las vías para poner en movimiento el tren del popó. Si sientes que tienes que hacer sacar el "gran carrito marrón fuera del garaje" con demasiada frecuencia a lo largo del día, simplemente concéntrate en incorporar más alimentos fibrosos ricos en agua (de los cuales encontrarás una lista en la página siguiente) o reduce las porciones de alimentos fibrosos poco a poco hasta que encuentres un feliz punto intermedio.

Recuerda que la meta es resetear tu sistema y escuchar lo que te está diciendo tu cuerpo. No obstante, ten en cuenta que cada vez que introduces cualquier alimento nuevo (incluso si es algo que ya has comido en el pasado, pero hace ya mucho tiempo), tu cuerpo se toma un poco de tiempo en re-familiarizarse con el proceso digestivo. **Da a tu cuerpo de 2-3 días para acostumbrarse a las nuevas comidas.**

Si después de esto las cosas no mejoran ni siquiera mínimamente con los gases, la hinchazón, o la digestión, re-evalúa tus elecciones alimenticias y trata de introducir otro tipo de alimento fibroso para ver si tu cuerpo lo maneja mejor.

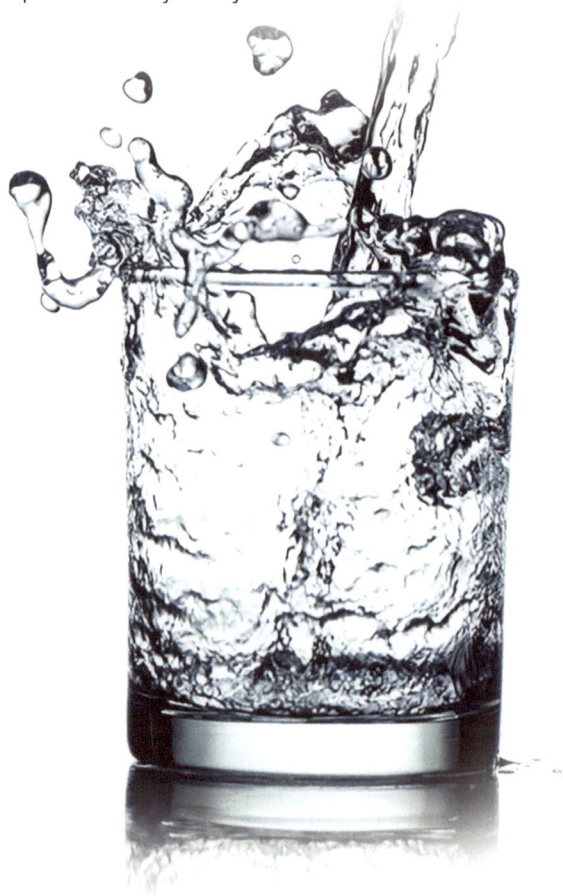

Según la condición de tu sistema digestivo y tus hábitos nutricionales, adicionar verdaderos alimentos integrales y nutritivos pudiera necesitar ajustes totales del cuerpo – especialmente para las papilas gustativas que han pasado años comiendo alimentos procesados o artificiales. Pero créeme que estos son los alimentos que te beneficiarán más, y confía en que estás tomando los pasos necesarios para mejorar tu salud y fitness de adentro hacia afuera.

Lista de alimentos
CON ALTO CONTENIDO DE
FIBRA

En la página siguiente encontrarás una relación de alimentos populares altos en fibras, para adicionar a tu lista de compras.

Una forma fácil de recordar algunas de las más abundantes opciones basadas en vegetales, sin necesidad de ni siquiera necesitar una lista, es repitiendo lo que yo llamo en inglés **Las Tres B's.** Estas son: **salvado, frijoles y bayas** (*en inglés bran, beans & berries).

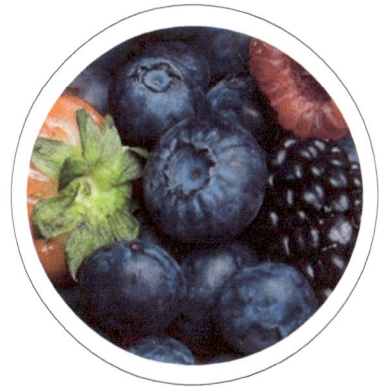

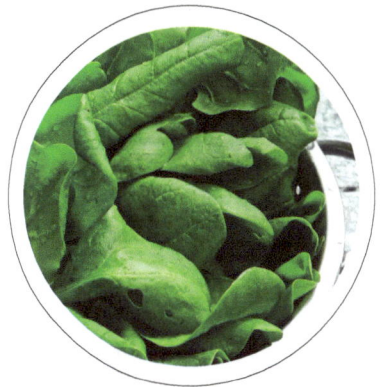

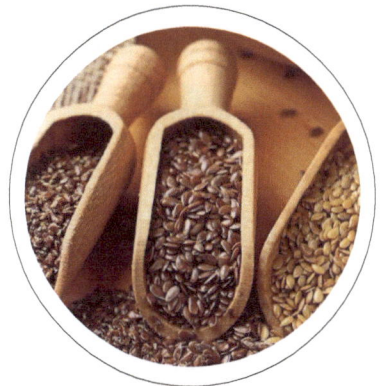

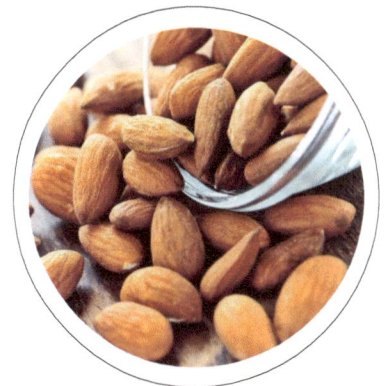

Alimentos Integrales Fibrosos

	Ración	Fibra Total (g)
Trigo o salvado de avena	1 onza	12 g
Frijoles blancos	1 taza	19.1 g
Frijoles rojos	1 taza	11.3 g
Lentejas	1 taza	15.6 g
Judias pintas	1 taza	15.4 g
Peras	1 promedio	5.5 g
Frambuesas	1 taza	8 g
Batata (pulpa y cascara)	1 promedio	4 a 6 g
Chicharos	1 taza	14 g
Nabo, Mostaza, Col berza	1 taza	12 g
Linaza (semillas de lino)	2 Cucharadas	3.8 g
Almendras	1 onza (23 nueces)	3.5 g
Amarabto (grano)	¼ taza	6 g
Esparragos	1 taza	3.7 g
Garbanzos	1 taza	12 g
Higos	2 promedio	1.6 g
Aguacate	1 promedio	16 a 18 g
Alcachofa	1 promedio	10.3 g
Manzana	1 promedio	4.4 g
Brócoli	1 taza	5.1 g
Espinacas	1 taza	4.3 g
Cebada (grano)	1/3 taza	10.6 g

Dato curioso: Canela en polvo, es también alta en fibras, con 2.76 g en 2 cucharaditas. Esto explica por qué se dice que la canela afecta los niveles de insulina o ayuda a controlar los niveles de azúcar en sangre de los diabéticos. Claro que, yo sugiero usar esta deliciosa especia sobre los alimentos en vez de tomarse cualquier pastilla de canela.

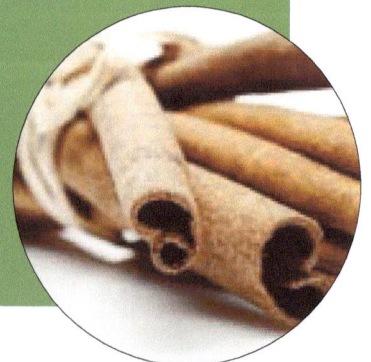

Aclarando la Importancia de la Hidratación:

¿Por qué el Beber AGUA Quizás no Sea SUFICIENTE?

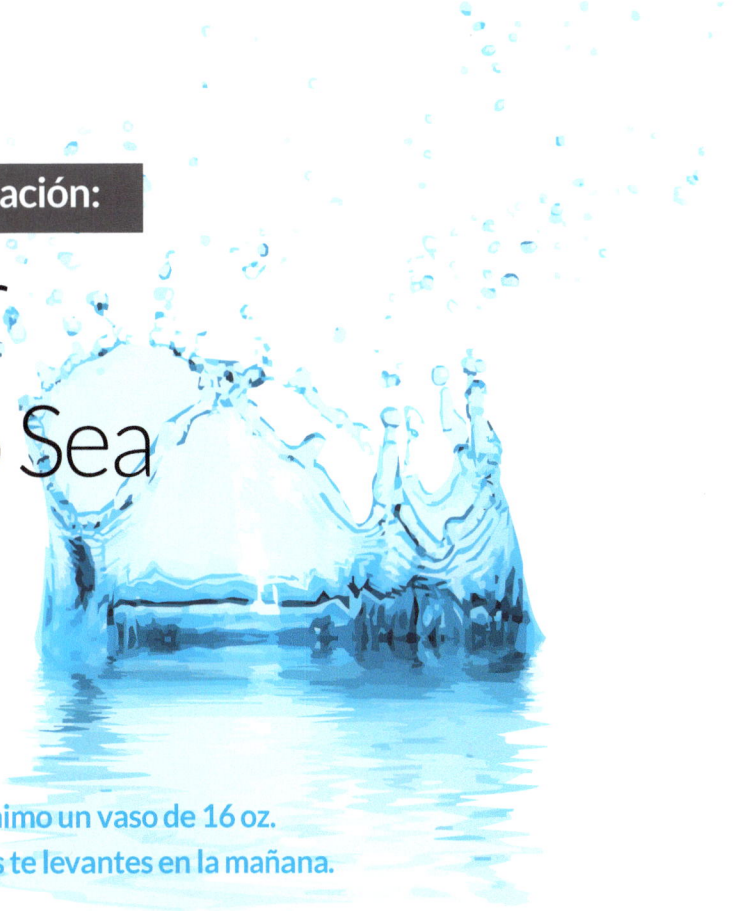

Consejo para un Hábito Saludable: Bebe como mínimo un vaso de 16 oz. (típico vaso alto de cocina) de agua potable apenas te levantes en la mañana.

Tan sencillo como eso. Levántate, haz pis, y bebe. Si necesitas acostumbrarte y no puedes simplemente tragarlo de una vez, no importa. Bébelo poco a poco mientras te preparas para la jornada. Yo normalmente lleno un vaso y lo dejo en el baño la noche anterior. Sólo asegúrate de tomarlo al inicio, antes de cualquier otra bebida (¿café a lo mejor?) o comida. Tampoco te estreses con los detalles - agua fría, agua tibia, agua caliente, agua templada, agua bendita, agua con zumo de limón - tan solo baja ese vaso de agua potable. Te sorprenderá cuánto ayuda a las diferentes funciones a lo largo de tu día, tales como una mejor digestión, menos dolores de cabeza, piel más clara, e incluso menos molestias y dolores. Cada uno experimenta beneficios diferentes, pero existen increíbles y abundantes beneficios en este sencillo y simple hábito.

¿Ya has adquirido este sencillo hábito? ¡ESTUPENDO! No obstante, dependiendo de qué más pongas en tu cuerpo a lo largo del día, *existe aún la posibilidad de que estés deshidratada/o.*

¿Cómo diablos todavía estoy deshidratado si yo tomo agua a primera hora de la mañana, e incluso a lo largo del día?

Demos nuevamente una ojeada a la Dieta Estándar Americana y a las principales razones por la cual la mayoría de los medios dominantes de salud sugieren consumir un mínimo de 8-10 vasos de agua al día. ¿En qué consiste tu consumo diario de alimentos? ¿Tostada en la mañana? ¿Un emparedado al mediodía? ¿Galletas de mantequilla de maní como merienda? ¿A lo mejor un poco de granola, o incluso cereal sin gluten? ¿Una barra de proteínas? ¿Bistec o pollo con arroz o batata como cena?

Sé lo que probablemente esperas que diga a continuación: *"Hay un montón de carbohidratos ahí. Y los carbohidratos son malos".*

No. La única declaración extremadamente generalizada que nunca diré es "los carbohidratos son MALOS". Yo como carbohidratos de alguna manera o forma todos los días. Ellos no tienen emociones. Ellos no tienen valores morales. Ellos no son malvados, ellos no son lo que está mal con este mundo, y ellos no son la única razón por la que no tienes un físico excelente o te cuesta perder peso. Otra noticia de última hora: el azúcar no es necesariamente el problema tampoco. Pero, estoy divagando. Regresemos a qué tiene que ver el agua con lo que hablábamos antes.

¡Tiempo para una pausa científica!

El cuerpo humano está compuesto de agua en aproximadamente un 70%. Si el cuerpo humano fuera una máquina, el agua seria la principal fuente de combustible, necesaria para llevar los nutrientes y minerales a través de tu organismo y para ayudar a todas las funciones, desde regular la temperatura y metabolizar los nutrientes hasta producir oxígeno, eliminar los residuos, y lubricar las articulaciones y los cartílagos. Incluso ha sido medicamente probado que un supuesto mínimo descenso del 5% de fluidos corporales causa cerca de un 25% de pérdida de energía. Ni siquiera preguntes que causa un descenso del 15% (aquí tienes una pista: probablemente estás 6 pies bajo tierra).

Y, ¿adivina qué? Tu cerebro está compuesto de agua en aproximadamente un 80% por sí mismo. La deshidratación no solo causa dolores de cabeza y migrañas, pero también estrés, e incluso contribuye a la depresión. El agua es energía. El agua hace tu cuerpo increíblemente feliz y funcional. Aguaaguaaguaaguaagua. Punto.

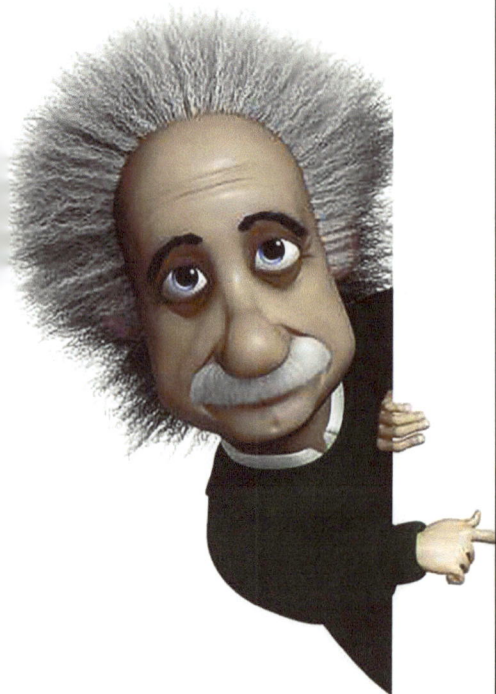

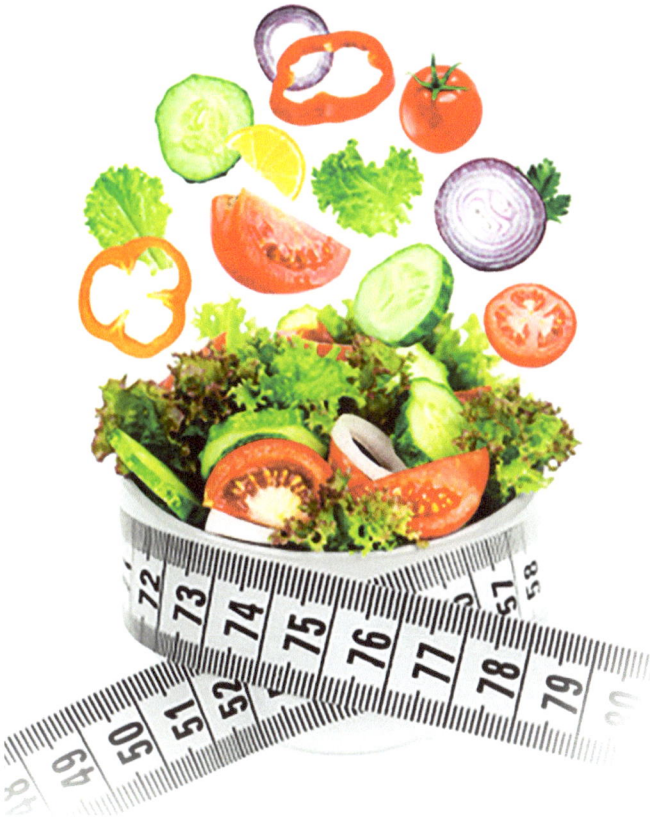

Así que, ¿qué tienen que ver los alimentos SAD de los que hemos hablado con el agua?

Todos la contienen en menos del 5%.

Los carbohidratos son como pequeñas esponjas en el cuerpo. Cada gramo de carbohidratos atrae alrededor de 3 gramos de agua. Esta es la razón por la cual las personas bajan de peso bastante rápido cuando eliminan los carbohidratos (y también descubren que corren al baño más a menudo); simplemente tienen menos esponjas absorbiendo el agua que beben. Así que, "peso líquido". También esta es la razón por la que atiborrarse de carbohidratos, causa llenura del músculo cuando alguien tiene baja grasa corporal para empezar; están básicamente re-hidratando y engordando estas esponjas de carbohidratos, por así decirlo. Es por esto que también **no es necesario entrar**

en depresión cuando te levantas después de una fiesta de Acción de Gracias/Cumpleaños/Pastelillo/Donut, pesando algunas pocas libras más que el día anterior (repito, peso líquido, y el agua es un fluido lo que significa que las cosas se normalizarán en un día o dos, asumiendo que te mantengas constante y regreses al modo en que comes normalmente).

Ahora, atemos los cabos. La mayoría de las personas en Estados Unidos siguen una dieta que está mayormente conformada por alimentos secos con menos del 5% de agua, tales como: galletas, pan, muffins, refrigerios o barritas convenientes, papas, bizcochos, emparedados, arroz, cereal, chips, y así sucesivamente... y no, no importa si son Sin Gluten, Paleo, Veganos, o cualquier otro estilo alimenticio categorizado que exista. Ahora, incluso si estás comiendo una cantidad decente de alimentos hidratados, ricos en agua a la vez y tomando el mínimo recomendado de 8-10 vasos de agua al día, **existe aún la posibilidad de que estés deshidratada/o.**

¿Por qué? Porque tú sudas. Haces pis. Tú (con suerte) haces ejercicio regularmente. Comes proteínas. Comes alimentos que quizás sean altos en sal. Tu cuerpo está funcionando y requiere montones de agua jugosa y fluida para hacerlo. Pero, en vez de eso, el agua que consumes debe priorizar la hidratación de todos los alimentos secos suspendidos en tu organismo antes de poder asistirlo.

Uf. El cuerpo, tan simple y aun así tan complejo.

Así que, ¿cómo logras verdaderamente estar más hidratado y brindar a tu hermoso, fuerte, capaz, y científico cuerpo el agua que necesita para funcionar a niveles óptimos? Cambia tu mentalidad y toma el control de las cosas.

Deja de pensar que "eres lo que comes" y empieza a comer LO QUE ERES.

Mientras que los alimentos secos mencionados contienen menos del 5% de agua, *las frutas y los vegetales, tienen más del 90%*. Quiere decir 9-0. Casi el 100% más de hidratación que esas opciones en su mayoría procesadas, aburridas, roba-agua. ¿Incluso mejor? Todos tienen nutrientes, minerales, vitaminas y fibra, maravillosos y naturales para hacer tu cuerpo aún más feliz y saludable. Para no decir que son deliciosos, y (la mayoría de los vegetales principalmente) pueden ser considerados *alimentos volumétricos*. Esto significa que puedes – y deberías – disfrutarlos en cantidades mucho mayores sin exagerar en calorías, porque la mayoría de estos alimentos están compuestos de gloriosa, enriquecedora y jugosa *agua*.

Trata de adicionar en cada plato 2 o más alimentos hidratados, como frutas y vegetales, a lo largo del día. *No pienses en eliminar otras cosas; concéntrate en agregar cosas mejores.* Empieza a comer tu agua a la vez que tomas tu agua. Antes de que te des cuenta, las mejoras y beneficios te dejarán sólo queriendo más opciones llenas de agua, y teniendo menos espacio para los típicos refrigerios SAD.

Así que, en pocas palabras, una buena costumbre a implementar primero que todo, es *tomar agua a primera hora de la mañana*. Este es el primer hábito que invito a todos a incorporar hasta que

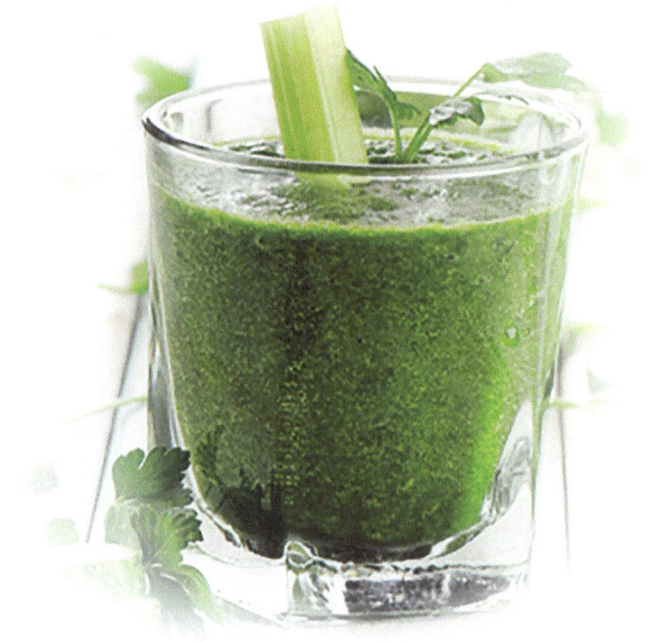

no conlleve esfuerzo, lo que suele tomarse en un mínimo de 3 semanas. Sé paciente. La paciencia y la constancia son vitales cuando se trata de alcanzar cualquiera de las metas que tienes en mente para ti.

Mientras te estás acostumbrando a esta rutina, *está más al tanto de los alimentos que comes regularmente y si son variantes hidratadas, ricas en agua,* o variantes deshidratadas, robadoras de agua. Lentamente, trata de incorporar de 1-2 raciones al día de alimentos hidratantes hasta que los consumas con casi todas las comidas (y si, también existen carbohidratos almidonados y húmedos… como la avena y los frijoles). Recuerda, *come lo que eres* y tu cuerpo te lo agradecerá.

Lista de Alimentos con Alto
CONTENIDO DE AGUA

Todos los alimentos a continuación contienen alrededor del 90% de agua por volumen. Esto, sumado al montón de vitaminas, minerales y aminoácidos beneficiosos que proveen estos alimentos, verdaderamente los hace los perfectos paquetes nutritivos de la naturaleza. Incorpora estas variantes hidratantes en tu dieta lo más que puedas.

SANDÍA	(92%)
MELÓN	(90%)
POMELO	(91%)
FRESAS	(92%)
LECHUGA (ICEBERG)	(96%)
TOMATES (ROJOS)	(94%)
APIO	(95%)
PEPINO	(96%)
CALABACÍN	(95%)
RÁBANOS	(95%)
COL (VERDE)	(93%)
COLIFLOR	(92%)
PIMIENTO DULCE	(92%)
BRÓCOLI	(91%)
ESPINACAS	(92%)

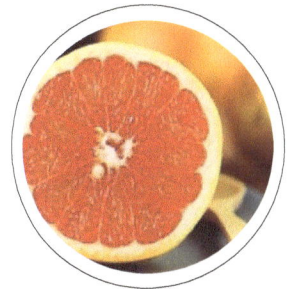

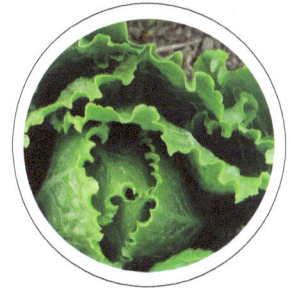

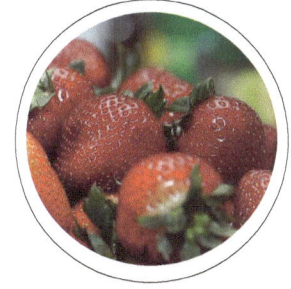

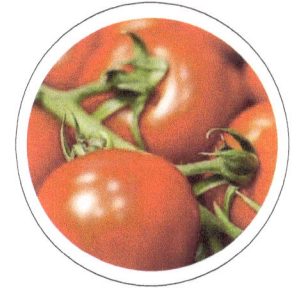

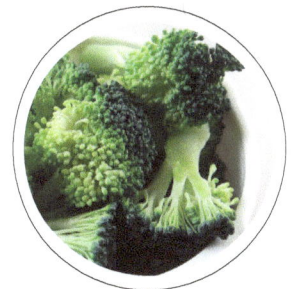

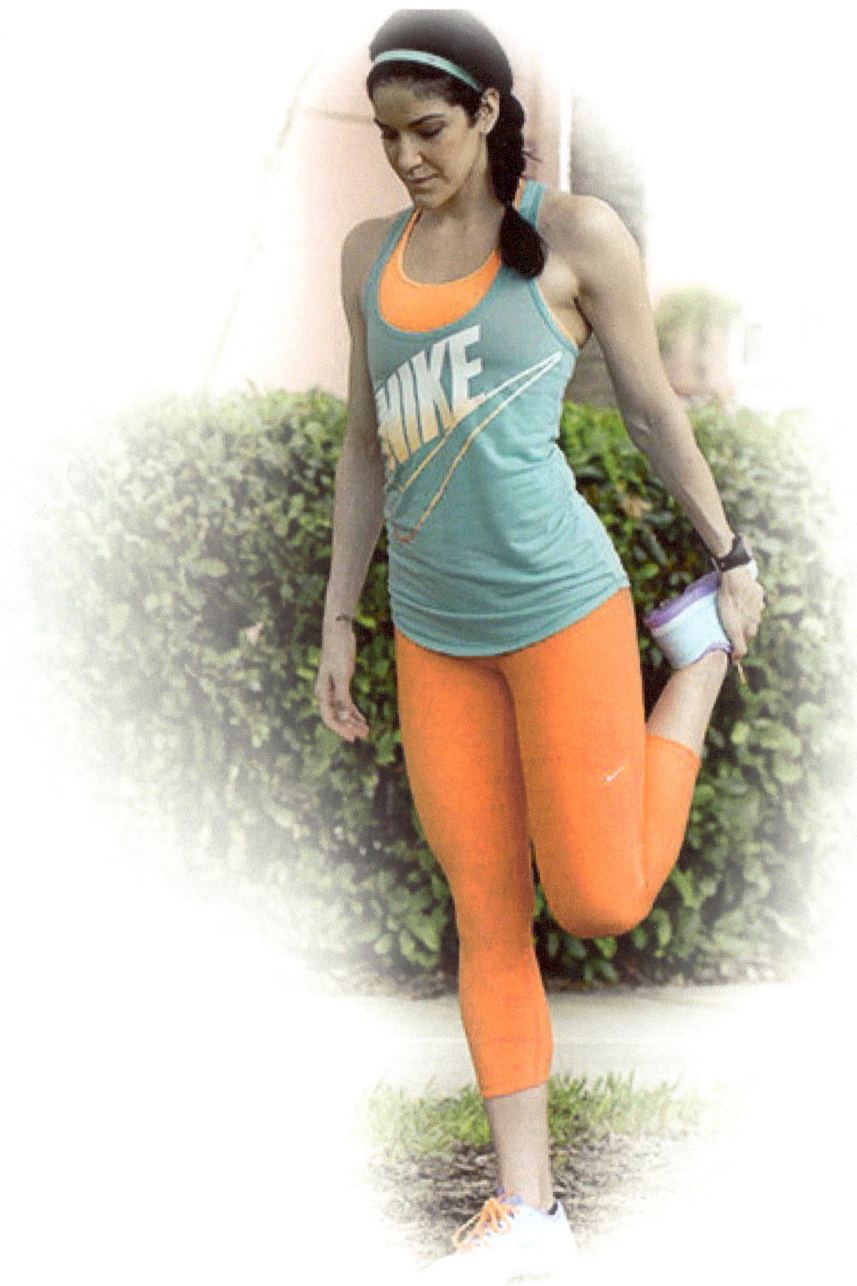

HACER EJERCICIOS:
¿Por qué tanto alboroto y
CÓMO EMPIEZO?

Ahora que conoces lo fundamental acerca de la nutrición y la importancia de la hidratación, pasemos al aspecto orientado al ejercicio del fitness holístico.

Hacer ejercicios, o cualquier actividad física donde muevas tu cuerpo, ha sido llamado la "droga milagrosa" y por una buena razón. Los mismos tienen un montón de beneficios, entre los cuales pueden incluirse:

- Estado cardiovascular mejorado (salud y condicionamiento del corazón)
- Músculos fortalecidos y/o formados
- Mejora las habilidades atléticas, ya sean deportivas o generales
- Fomenta un mejor humor mientras alivia la depresión e incrementa la autoestima
- Promueve la pérdida de peso y grasa
- Disminuye el riesgo de demencia y otras enfermedades cognitivas del cerebro
- Disminuye la susceptibilidad a infecciones respiratorias y otras enfermedades (mejor sistema inmunitario)
- Aumenta el índice metabólico basal (calorías quemadas durante el reposo)
- Provee motivación general y alivia el estrés

Así que, ¿qué ejercitar al *ejercicio*? El ejercicio físico – en el sentido aquí referido – es una actividad que desafía tus músculos y cuerpo mientras eleva tu ritmo cardíaco. La definición exacta es diferente para cada persona, ya que depende de tu propio nivel personal de fitness.

Por ejemplo, si estás partiendo de un estilo de vida extremadamente sedentario, necesitas desarrollar las condiciones de tu cuerpo. Una rápida caminata alrededor del vecindario pudiera clasificar como un ejercicio adecuado para ti, ya que eso es lo que pone a latir tu corazón y estimula tus músculos.

Si solías ser un atleta o alguien que ya es moderadamente activo, el ejercicio adecuado pudiera ser algo como una intensa sesión de levantamiento de pesas combinado con carreras a intervalos.

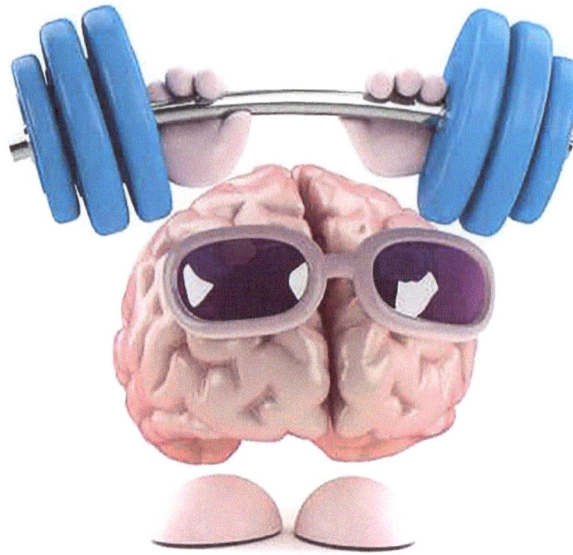

Mientras mejora tu nivel de fitness a través de mejor preparación física y desarrollo muscular, tu cuerpo requerirá actividades más desafiantes para un mayor progreso. **Esta es una de las razones por las que recomiendo empezar haciendo la mínima cantidad de ejercicio requerido para ver resultados semanalmente.**

Ya sé, este consejo puede parecer loco viniendo de un profesional del fitness. Pero más de una vez he visto este enfoque funcionar reduciendo el riesgo de un agotamiento debido al todo-o-nada y permitiendo a los clientes adentrarse en nuevos y beneficiosos cambios del estilo de vida que realmente duran a largo plazo.

El ejercicio físico es necesario para alcanzar un fitness holístico y experimentar una vida saludable y plena. Si bien existen infinitas razones científicas y mensurables del porque, **el mayor valor que tiene mover tu cuerpo regularmente, viene de lo que le hace a tu mente.**

Entrenar definitivamente tendrá influencia en los resultados, si tienes una meta física especifica en mente, pero la parte del ejercicio que verdaderamente hace la diferencia es lo que hace a tu cerebro. Hacer ejercicios – como la luz solar y los masajes, a propósito – incrementan considerablemente la serotonina en el cuerpo. La serotonina es el "químico feliz" que se encuentra en el cerebro, el aparato digestivo, y las plaquetas sanguíneas. El mismo ayuda a regular el estado de ánimo y el comportamiento.

La Moraleja: **el efecto positivo del ejercicio físico supera con creces el simple valor estético, al mejorar también notablemente la funcionalidad y felicidad de tu cerebro.**

Por lo que, así estés bailando como un maniaco, levantando pesos en el gimnasio, saliendo en una larga caminata enérgica, o haciendo un lazo invisible (enlazando una cuerda invisible) en el medio de la cocina, permitir que tu cuerpo se mueva como se supone, es una gran contribución para alcanzar tu Trifecta de la Verdadera Salud.

¿Cómo poner tu
CUERPO EN MARCHA?

Si actualmente no eres físicamente activo en absoluto – lo que significa que vas de la cama, al trabajo de oficina, al sofá, o a la cama de nuevo la mayoría de los días – entonces comenzar una actividad tan fundamental como caminar o usar las escaleras en vez del elevador a tu oficina puede ser increíblemente impactante.

Puedes prepararte para tener éxito desde el principio saliendo a caminar durante 30-45 minutos cada mañana en cuanto te levantes (después de tomar tu gran vaso de agua, claro).

Incluso poner una alarma para levantarte de tu escritorio cada 30 min para estirarte o hacer algunas cuclillas, o alzarte para coger algo al otro lado de la oficina en vez de rodar por el piso en tu silla (por muy divertido que sea) ha sido demostrado que influye positivamente en tu bienestar, salud y longevidad.

A no ser que tengas un problema estructural, físico, o serio, que te haga incapaz de mover partes de tu cuerpo, no hay razón por la cual no puedas o debas levantarte y ponerte en marcha lo más posible.

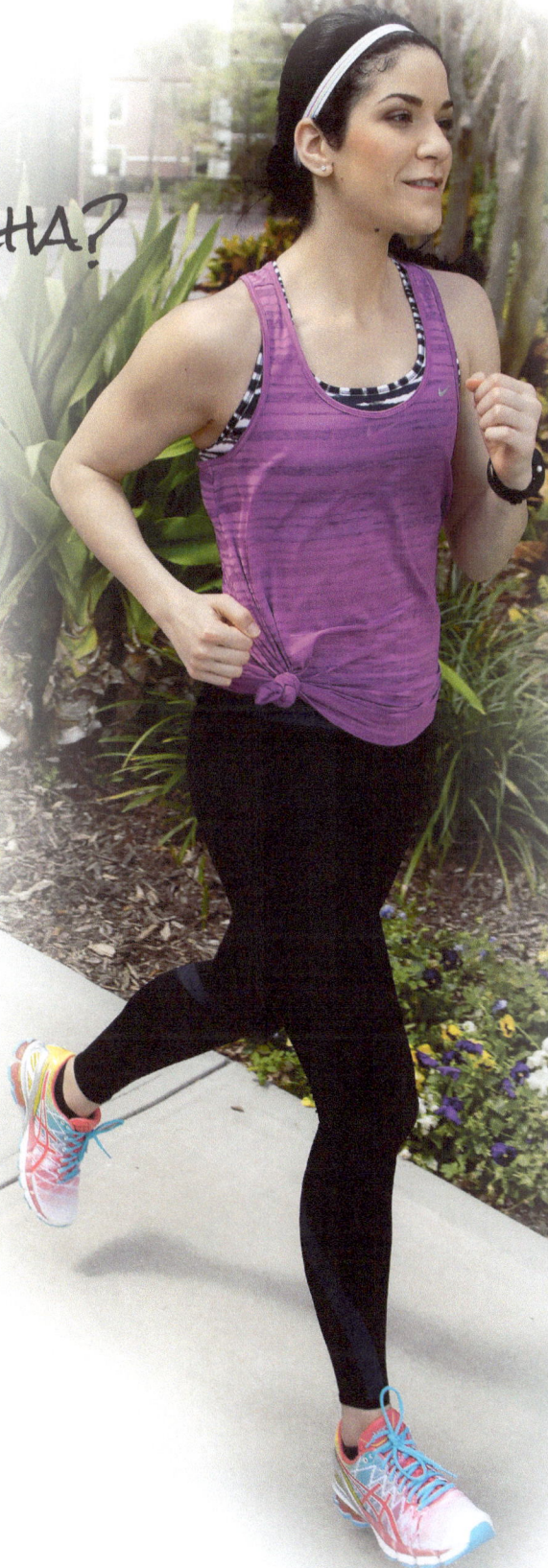

Existe verdadera magia en el sentido de responsabilidad. Encuentra un compañero para hacer ejercicios y planea con antelación cuando van a encontrarse, o invierte en un entrenador personal que te exhorte a sesiones regulares de entrenamiento (si viajas a menudo o simplemente buscas chequeos semanales online que te mantengan en el juego, entrenar con Skype es una gran opción). Un buen número de mis clientes han admitido abiertamente que el hecho de tener que dar parte a un entrenador, o encontrarse para una sesión de gimnasio programada, es la única cosa que los ha hecho mantenerse constantes con el ejercicio. También puedes buscar un local de yoga o aerobios que ofrezca un tipo de Desafío de 30 Días, para asegurarte de ir a las clases regularmente por al menos un mes (esto normalmente también supone una buena reducción de los costos). Incluso compartir tus logros públicamente a través de las redes sociales ha sido demostrado que incita a un sentido de responsabilidad suficiente como para mantener a las personas en el buen camino. Es por esto que exhorto a cada uno de ustedes a compartir su objetivo mensual con sus amigos (y en la página de True Health Trifecta de Facebook). Lo hermoso de la motivación es que ofrece un poderoso impulso, y este sin duda, aumentará una vez que des ese primer – aunque difícil – paso.

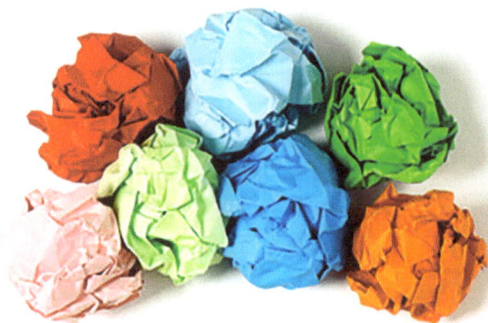

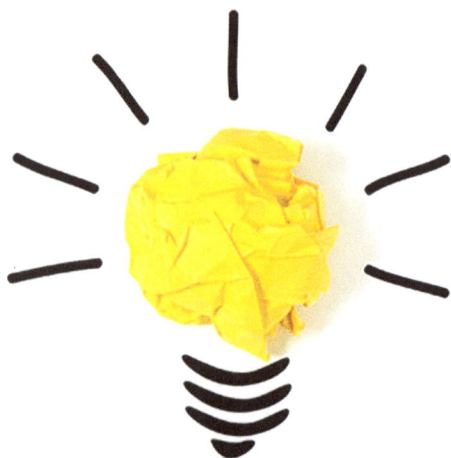

ES LA MOTIVACION
el problema?

¿Es el costo el problema?

Los recursos gratuitos disponibles online y en general los relacionados con ideas para hacer ejercicio son incontables. SI eres una persona visual, YouTube es un gran lugar para encontrar cientos de ejercicios al alcance de tus manos y sin ningún costo (excepto quizás, tener que soportar una publicidad o dos). Además de recetas, consejos, perspectivas divertidas, y sobre todo fitness holístico, yo comparto circuitos e ideas para entrenar gratuitas en el canal de YouTube de True Health Trifecta, al cual te puedes siempre subscribir y recibir directamente en tu buzón de correo. Aún más, el mundo afuera de tu puerta puede funcionar como un gran medio para hacer ejercicios. Busca parques o centros recreativos, o proponte subir las escaleras de tu edificio un día sí y un día no: Todo lo que se necesita es motivación y creatividad.

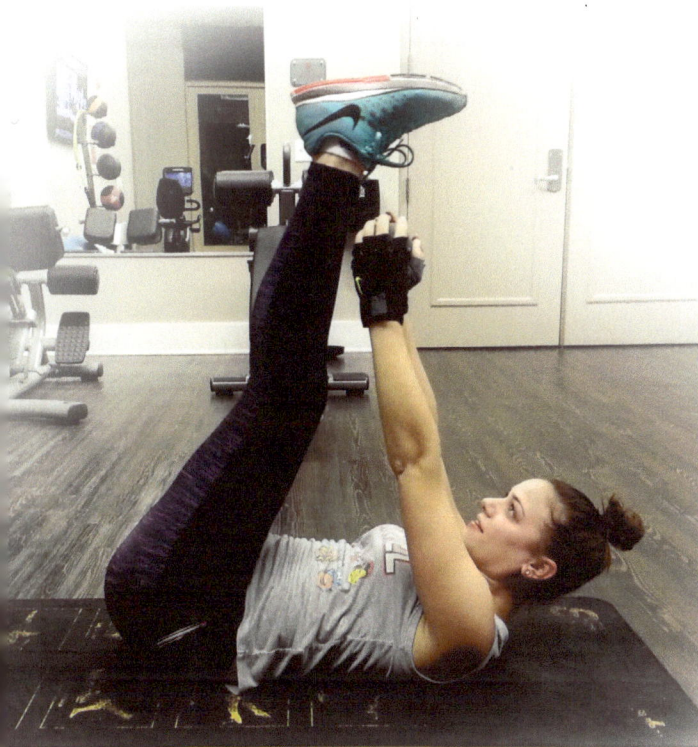

¿DEBERÍA INSCRIBIRME
EN UN GIMNASIO?

No, a no ser que puedas o quieras hacerlo. Todo depende de qué cosa sientes que funcionará mejor para ti. Un gimnasio es un gran lugar para estar alrededor de otros individuos motivados, para expandir tus opciones de ejercitación con equipos que de otro modo pudieran no estar disponibles, y simplemente para salir de la casa y tener más tiempo para ti con menos distracciones, lo cual muchos padres o trabajadores desde casa necesitan. Aún si los gimnasios son beneficiosos, yo diría que, si tu objetivo es deshacerte de la grasa corporal en exceso y desarrollar los músculos, ir a un gimnasio e incluso usar equipamiento no es – prepárate para lo que viene – necesario. Por esto estoy muy emocionada

de tener en proyecto un programa de entrenamiento efectivo y minimalista que solamente requiere tu cuerpo y el suelo. Eso es todo. Ninguna adición sofisticada, ni siquiera una mesa o una silla – solo tú. Lo cual también significa que no hay excusas acerca de dónde estás o incluso del tiempo que tienes a tu disposición: los ejercicios duran típicamente 30 minutos o menos. Este programa fácil de seguir, de 12 semanas de duración ya ha demostrado resultados increíbles en pruebas con clientes. *Recuerda inscribirte al boletín informativo de True Health Trifecta para aprender cuando este, y otros futuros programas, estarán disponibles.

Además de lo anterior, sin importar si eres miembro de un gimnasio y estás buscando por nuevas rutinas o ideas, o si simplemente estas iniciando y te sientes más cómodo/a entrenando desde casa, he creado una Guía de Entrenamientos con 8 tipos de ejercicios diferentes que puedes usar según los equipos y las herramientas que tengas a tu disposición. Dato curioso para los frugales: si obtener grandes ofertas te hace sentir aún más asombroso, tan solo los entrenamientos del Registro de Ejercicios pueden estimarse en unos $600 si fuera la que te entrenara personalmente one-on-one (uno a uno).

En la Guía de Entrenamientos, puedes localizar el ***Cuaderno Suplementario para un Bienestar en 12*** meses, donde encontrarás cuatro segmentos de entrenamiento para levantamiento de pesas para piernas, pecho/tríceps, espalda/bíceps, y cuerpo entero, así como dos entrenamientos para peso corporal de alta intensidad. Los ejercicios de peso corporal son parecidos a mi próximo programa de 12 semanas sin equipamiento, y – en el caso que tengas acceso a alguno de estos – hay otros dos circuitos que utilizan un kettlebell (pesa rusa) y una cuerda para saltar.

Te recomiendo tomar una copia de la Guía de Entrenamientos y usarlo la próxima vez que estés en el gimnasio, quieras sudar un poco, o cada vez que te sientas estancado y necesites nuevas ideas.

Y, dado que nuestro objetivo es que tomes las riendas de tu fitness holístico a largo plazo, también he incluido una versión en blanco, personalizada del Guía de Entrenamientos en el **Cuaderno Suplementario para un Bienestar en 12 meses** y en la próxima página de esta guía para que lo uses y crees tu proprio diario de ejercitación personal.

Consejo útil: Visita el centro de impresión más cercano e imprime 22 páginas del Registro de Entrenamiento en blanco, por delante y por detrás, encuadernado con portadas plásticas. Solo cuesta alrededor de $8, y así tendrás un diario de ejercitación personalizado para todo el año.

Este es el mismo registro que yo hice para que lo usaran mis clientes hace algunos años y aún lo uso hoy en día. Si tú también eres entrenador, siéntete libre de usarlo para monitorear los entrenamientos y el progreso de tus propios clientes.

Mantener un registro de tus entrenamientos es una gran forma de medir tus progresos y mejoras, sin mencionar que esto te dará la oportunidad de preparar los ejercicios con antelación y practicar organización y creatividad – las cuales son costumbres vitales para tener éxito en cualquier esfera de la vida, no solo en el ejercicio.

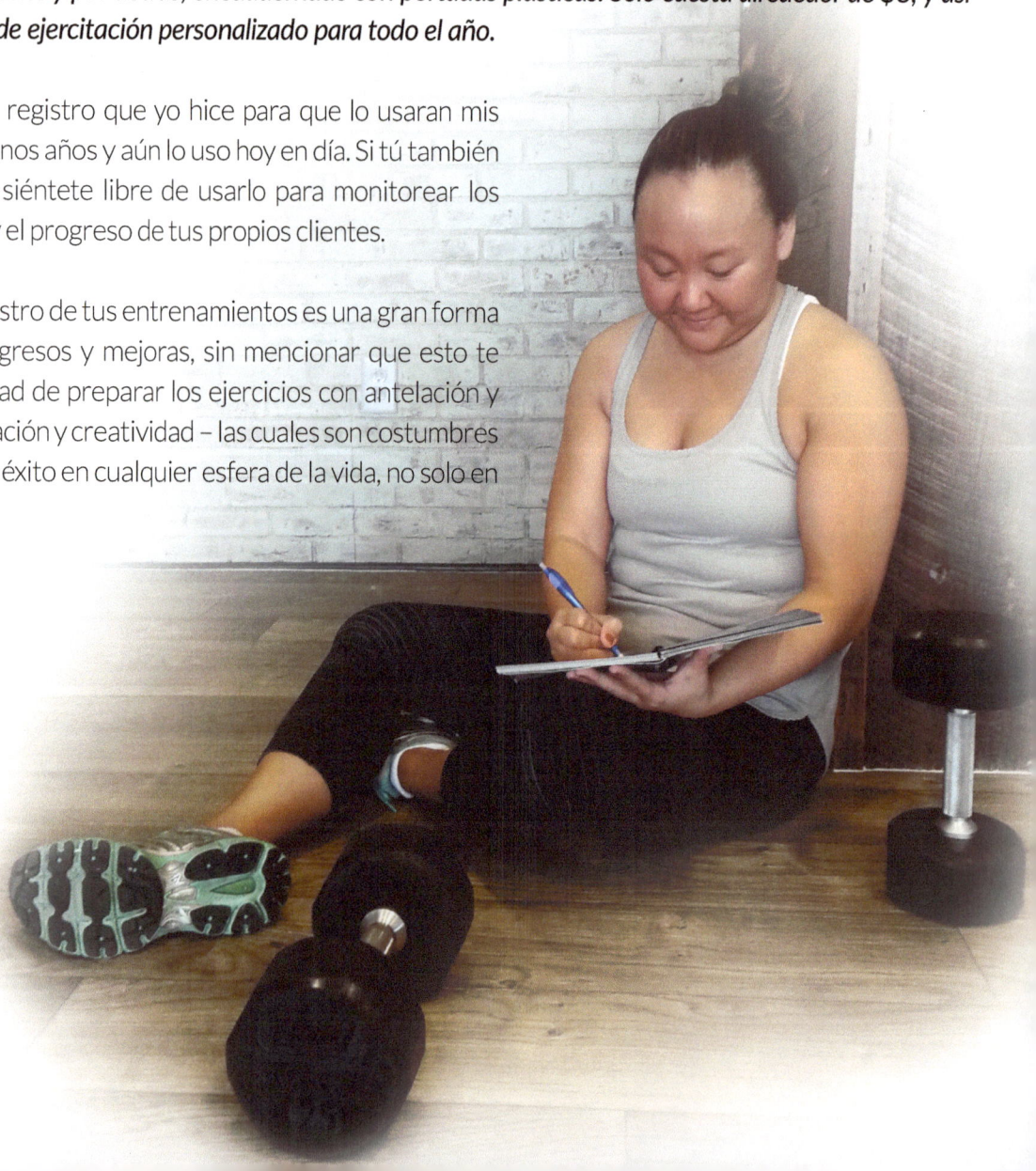

Registro de Entrenamiento

NOMBRE: _____

Notas: _____

Fecha:	Notas:		
EJERCICIOS	SS/GS?	Pesas	Reps

Fecha:	Notas:		
EJERCICIOS	SS/GS?	Pesas	Reps

Fecha:	Notas:		
EJERCICIOS	SS/GS?	Pesas	Reps

Fecha:	Notas:		
EJERCICIOS	SS/GS?	Pesas	Reps

Fecha:	Notas:		
EJERCICIOS	SS/GS?	Pesas	Reps

Fecha:	Notas:		
EJERCICIOS	SS/GS?	Pesas	Reps

Fecha:	Notas:		
EJERCICIOS	SS/GS?	Pesas	Reps

Fecha:	Notas:		
EJERCICIOS	SS/GS?	Pesas	Reps

Hablemos de un Sabotaje Real
A TUS METAS

¿Alguna idea de por qué esto pudiera ser? ¿La expectativa te está completamente ESTRESANDO? (una pista no tan sutil: vea la pregunta anterior para una respuesta). Ah, el frecuente tema del ESTRÉS, alias: lo que realmente te está impidiendo alcanzar tu óptima y personal Trifecta de la Verdadera Salud

---

Por definición, estrés significa una presión o tensión ejercida sobre un objeto material o un estado mental o un esfuerzo o tensión como resultado de circunstancias adversas o exigentes.

No existe forma de escapar al estrés. Todos los sentimientos que nuestras mentes experimentan y todos los síntomas que nuestros cuerpos expresan, existen por una buena razón, y la habilidad de "estresarse" es vital para nuestra supervivencia. Existen muchos factores estresantes en la vida sin importar quién eres, lo que haces, o en qué circunstancias te puedas encontrar; la diferencia entre los que parecen experimentarlo menos y los que parecen experimentarlo más, se resume en **cómo el mismo es manejado y, potencialmente, superado.**

El estrés tiene un efecto acumulativo en nuestras mentes y cuerpos. Las circunstancias más estresantes que experimentamos día a día durante nuestras vidas – ya sean un trabajo exigente, una relación tóxica, un esfuerzo o tensión físicos, o una malnutrición dada por alimentos artificiales – mayor la probabilidad de sentirse exhaustos, abrumados, enfermos y deprimidos.

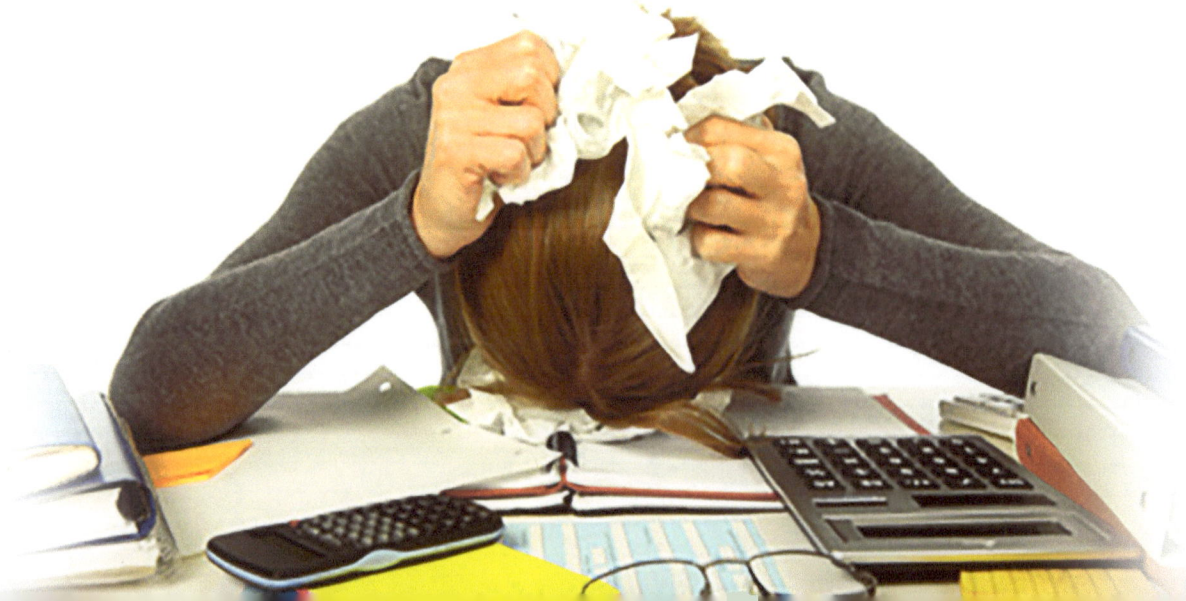

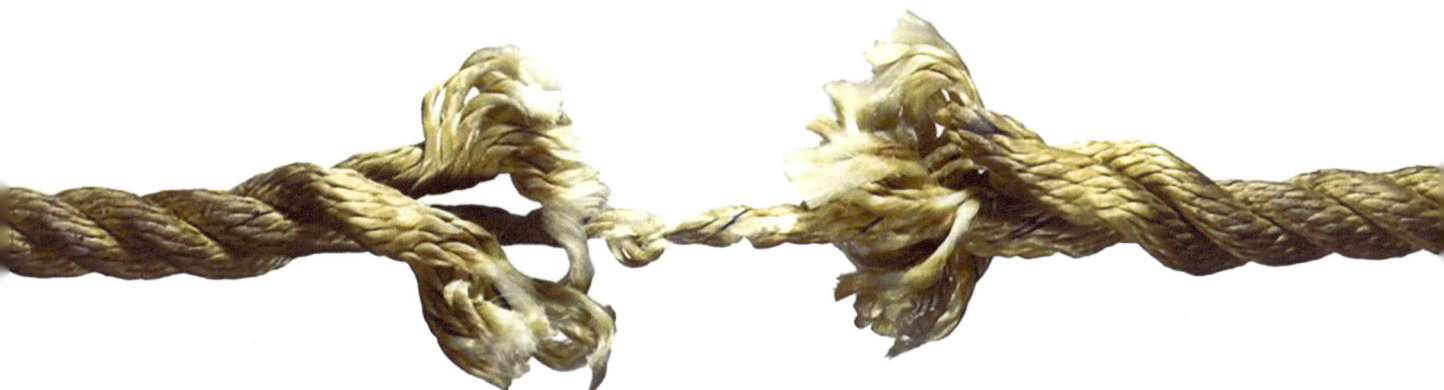

Sin un recurso efectivo con el cual enfrentarse a las dificultades diarias que cada uno de nosotros encuentra, el estrés se manifiesta y asoma su cabeza a través de nuestras mentes y cuerpos. Dolores de cabeza, ansiedad o depresión, acné, malestares y dolores, aumento de peso, una tez grisácea, padecimientos, y, probablemente, incluso enfermedades como el cáncer, pueden todos ser vistos como mensajes de que estas sobrecargado o malnutrido, viviendo en un desequilibrio general, y te estás dando el tiempo suficiente para relajar y recuperarte.

El estrés – desde el punto de vista de la presión – no es solo necesario, sino que su propósito en el fondo es bueno y beneficioso. El estrés nos alerta que algo tiene que ser cambiado, mejorado o atendido en nuestras vidas. **El estrés está realmente de tu parte.** Los problemas surgen cuando ignoramos las señales lo suficiente, para que el estrés se vuelva inestable y crónico. Y si sientes que se vuelve cada vez más difícil levantarte mientras más para abajo se va, te prometo que no estás solo/a. Claro que te sientes de esa manera. El estrés, como la mayoría de las personas lo experimentan en la actualidad, **apesta.**

Así que, ¿qué hacer con esta epidemia de estrés crónico?

Las opciones siguientes son herramientas factibles que pueden actuar como poderosas técnicas de control del estrés para cualquiera que este lidiando con preocupaciones personales, profesionales o físicas. Yo personalmente practico cada una de estas y he adiestrado a numerosos clientes usando estas estrategias, viendo como resultado personas que se han vuelto más calmadas, felices, seguras, y – digámoslo con un suspiro – **menos estresadas.**

EFT:

EFT significa Técnicas de Liberación Emocional (EFT por sus siglas en inglés, Emotional Freedom Techniques), y es también conocido como "tapping". A mí me gusta llamar esta práctica meditación activa. Para aquellos familiarizados con la acupuntura, EFT puede ser considerado como digito-puntura. Al dar golpecitos en los diferentes puntos meridianos de energía del cuerpo con la punta de tus dedos, y simultáneamente declarando como te sientes, las EFT funcionan neutralizando las emociones negativas que estas experimentando. Lo más increíble es que este método puede reemplazar las emociones negativas con emociones positivas.

Las Técnicas de Liberación Emocional pueden aliviar las tensiones del día a día tales como el odio de tener que ir a trabajar, los nervios de tener una presentación, la postergación habitual, el sentirse inseguros cuando nos miramos en el espejo, o el ponerse bravos ante un plato roto. También puede aliviar tensiones más severas como la

aflicción ante la pérdida de un ser querido o el fin de una relación, ansiedad social, miedos/fobias, estrés postraumático, o cambios repentinos o inesperados. Además, ya que las EFT están en línea con el sistema de creencias, que afirma que los dolores físicos se deben a bloqueos emocionales del cuerpo, las mismas pueden incluso ayudar a aliviar males como el tortícolis, los dolores de estómago, de cabeza, las erupciones/reacciones corporales, e incluso alergias. (¡Sí, de verdad! Yo he sido testigo de esto en otras personas y yo misma lo he experimentado).

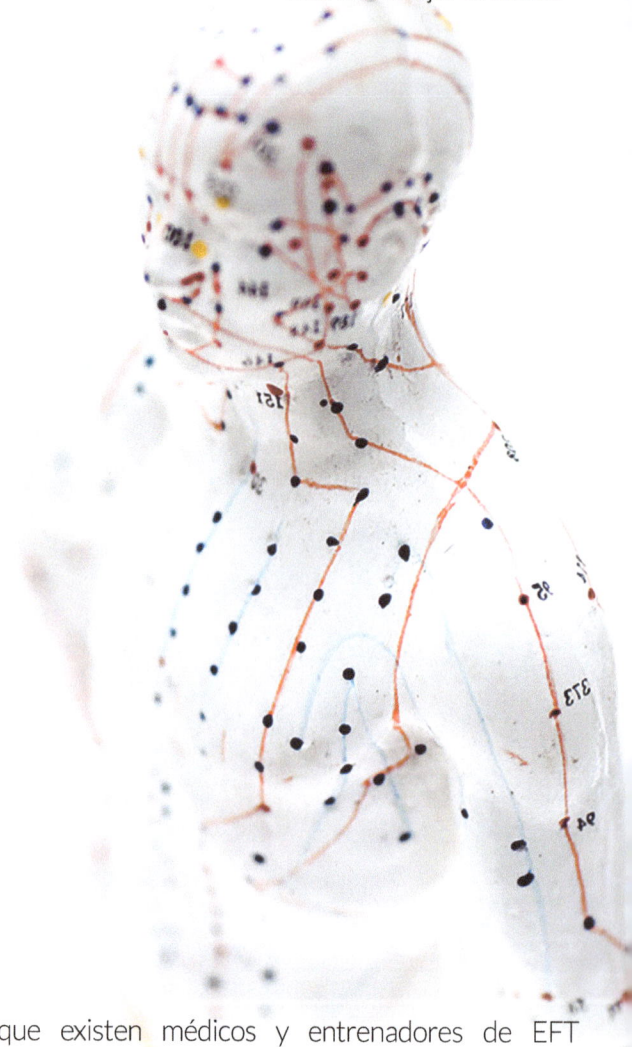

Aunque existen médicos y entrenadores de EFT certificados como yo, que pueden ayudar a las personas a hacerse camino en el proceso, las EFT fueron creadas inicialmente para ser usadas libremente, sin ningún costo u herramienta excepto tú mismo. Una vez que aprendas la técnica, puedes darte un golpecito en cualquier lugar a cualquier hora, en la privacidad de tu propia casa, automóvil u oficina.

¿Necesitas un ejemplo más gráfico de lo que son las Técnicas de Liberación Emocional? Puede ver el video introductorio que explica las EFT en TrueHealthTrifecta. com, el cual incluye más detalles y una sesión en vivo de "tapping" para un estrés generalizado. También te recomiendo encarecidamente leer el libro The Tapping Solution *de Nick Ortner.*

Meditación:

Numerosos estudios han demostrado el poder de la meditación para realmente reformular y restructurar el cerebro a un nivel celular. Meditar significa pensar profundamente o concentrar la mente por un período de tiempo, en silencio o con la ayuda de cantos, con fines religiosos o espirituales, o como método de relajación. Técnicamente, esta puede incluir cualquier cosa que implique toda tu concentración, como las EFT o escapes creativos. Sin embargo, la meditación clásica implica sentarse en quietud total, mientras te concentras en tu respiración. Esta es una maravillosa práctica que te puede ayudar a calmar los pensamientos o preocupaciones en tu mente, y mejorar tu capacidad de ser paciente, incrementar la tolerancia hacia las dificultades o tensiones, bajar la tensión arterial, y estar en mejor sintonía con tu cuerpo en general.

Afortunadamente, existen miles de meditaciones guiadas y gratuitas disponibles online, y a través de aplicaciones del celular. Todo lo que necesitas son un par de auriculares, y un espacio confortable. Busca en YouTube, descarga Headspace, o simplemente prueba a sentarte y respirar profundamente por 5 minutos a primera hora de cada mañana. Una semana después, auméntalo a 10 minutos y sigue incrementando en 5 minutos los intervalos cada semana, hasta que alcances un momento confortable que te deje sintiéndote calmado/a, refrescado/a y listo/a para enfrentar tu día.

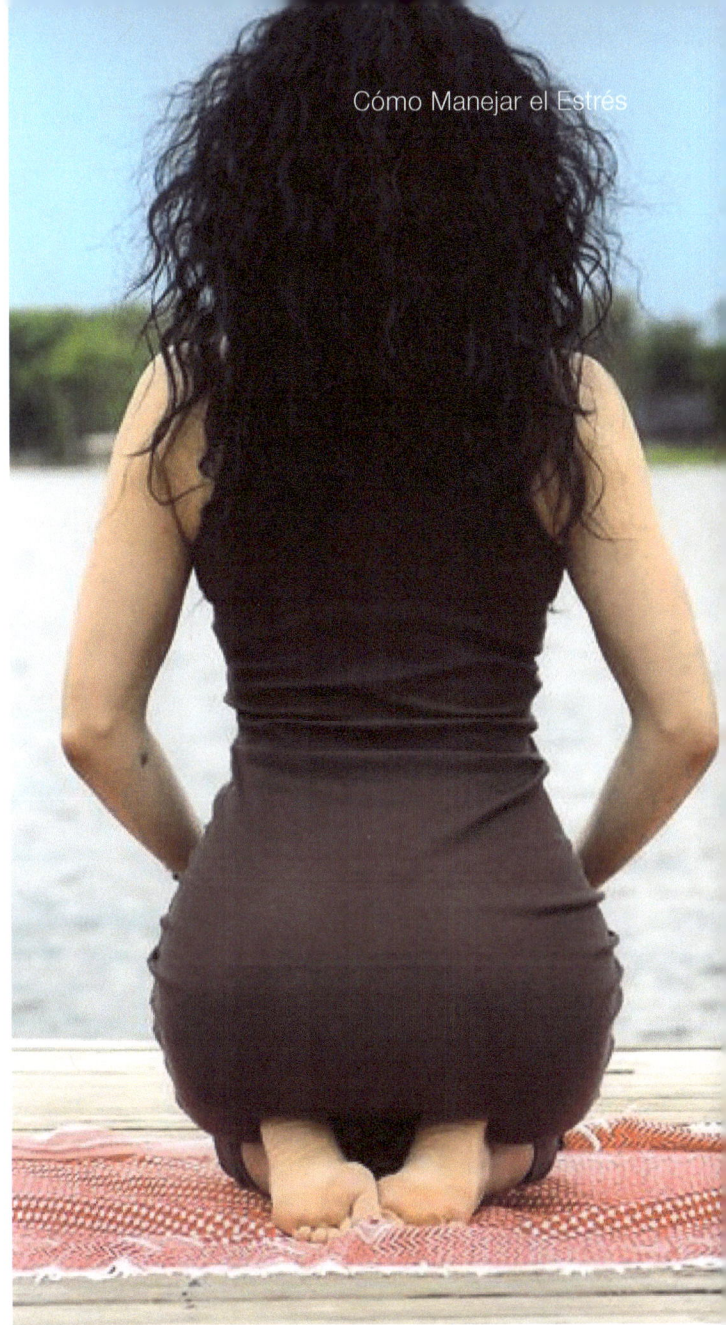

No te preocupes de saber cómo meditar o si lo estás haciendo bien. No te compliques. Concéntrate en tu respiración y escoge una palabra o frase para repetir mientras inspiras y espiras; **Om, amor**, y **yo soy**, son algunas posibilidades. Si te das cuenta que tu mente empieza a deambular, simplemente concéntrate nuevamente en tu respiración o en la palabra cantada. Deja que todas las distracciones te pasen de lado y se paciente contigo mismo. Verás que, con la práctica, se vuelve cada vez más fácil.

Escapes Creativos:

Estos tienen un gran potencial para reducir el estrés, y están en la cima de mis variantes favoritas entre todas las mencionadas. Lo increíble es que las personas no consideran ni se dan cuenta que involucrarse en escapes creativos provee la misma cantidad de beneficios que el acto de meditación basado en la quietud.

¿Qué es considerado un escape creativo? En primer lugar, puede ser cualquier cosa que te permita desarrollar tu creatividad mediante el dibujo, la pintura, las artes manuales, bisutería, o la escultura. Puede ser tocar un instrumento, armar un rompecabezas, trabajar en el jardín, tejer un abrigo para tu perro, escribir un guión o un cuento, o construir el bastidor de una cama.

El objetivo es encontrar algo que te permita pasar el tiempo y abrir tu mente para construir algo nuevo, algo que te incite a usar tu imaginación creativa mientras experimentas calma, placer, y productividad personal.

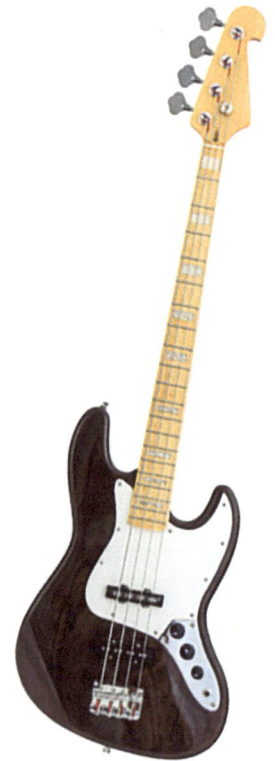

En definitiva, debes saber que el **control del estrés es realmente tan importante para tu salud holística como los son la nutrición y el ejercicio.** Cuando te encuentras en un estado mental equilibrado y positivo – y tienes una herramienta que te ayuda a regresar al mismo cuando la vida da un giro – prácticamente cualquier cosa es posible.

Así que, ¿cuál de estas opciones te parece más interesante o attractiva?

¿Cuál puedes comenzar a aplicar en tu vida?

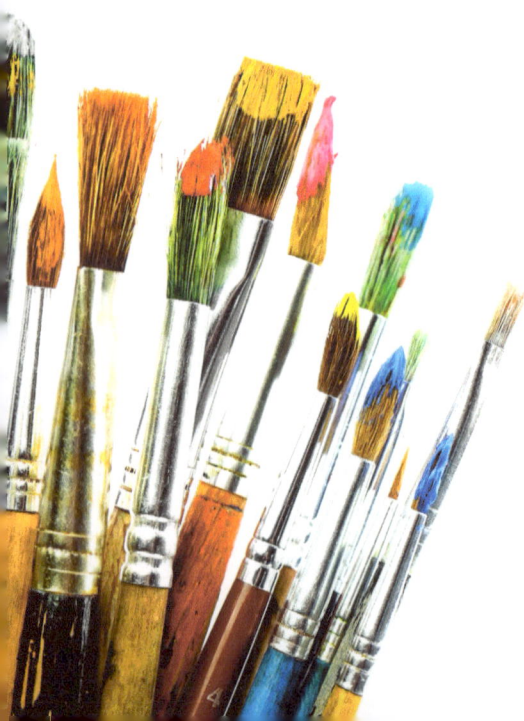

LAS TRES S'S:
Tan Importantes como
DIETA y EJERCICIO

Además de manejar el estrés mediante las EFT, la meditación, y los escapes creativos, existen otros tres elementos esenciales para tener un estilo de vida equilibrado, íntegro y saludable, que me gusta llamar las Tres S's (*del inglés Sleep, Social Relationships y Sunshine).

Las mismas juegan lo que podría ser considerado el papel más importante en tu alcance de la Trifecta de la Verdadera Salud.

Aunque no se trata de los comunes consejos a los que puedas estar acostumbrado, del tipo "ejercita así y come esto" para perder peso y estar en forma, cada uno de los siguientes factores son más que imprescindibles, a la hora de analizar tus hábitos actuales y esforzarte por una salud holística.

1. DORMIR

No me podría importar menos si ya has oído esto un millón de veces, porque quizás esta vez tomaras conciencia... pero dada la importancia del sueño en relación con tu completa salud, vale la pena ser un disco rayado.

Cuando duermes, tu cuerpo se repara a sí mismo. Se rejuvenece. Te prepara para el próximo día, o te ayuda a recuperarte del anterior. Dormir es mucho más que el "reposo" al que normalmente se asocia, ya que provee a tu cuerpo y mente la oportunidad de realmente ponerse a trabajar para poder funcionar lo mejor posible.

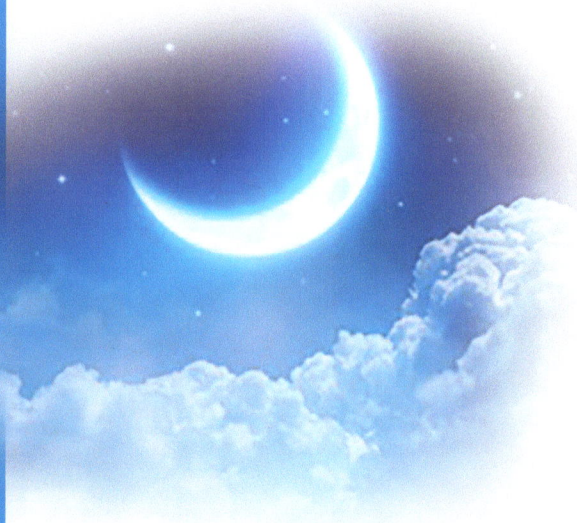

¿Quieres ayudar a tu cuerpo a desarrollar más los músculos? *Duerme y descansa más.*

¿Te quieres sentir más alerta durante el día? *Empieza un programa de sueño regular.*

¿Quieres tener una piel más clara y saludable? *Duerme profundamente cada noche*

¿Quieres lucir más atractivo/a al sexo opuesto? *Descansa lo suficiente a través de un sueño adecuado.*

¿Quieres ayudar el alivio de antojos o colapsos de azúcar? *Duerme lo suficiente como para que tu cuerpo no busque energía para mantenerse despierto en comida chatarra o el beber café constantemente.*

Ya te hayas dado cuenta o no de la correlación, el sueño es la respuesta a numerosas cosas que pudieran afligirte. Yo recomiendo el sueño a clientes y seres queridos, tanto como recomiendo la hidratación. Solo porque no estés físicamente en alerta, trabajando conscientemente, o ni siquiera moviéndote, significa que tu cuerpo no necesite este tiempo para cuidar de ti en un nivel mucho más profundo.

Como discutimos anteriormente, el estrés se acumula. El sueño, con sus incontables beneficios, es una forma natural de manejar y equilibrar el estrés adicional que viene de sobrecargarse física y mentalmente.

Imagina que tu mente es una gran pizarra. Las cosas estresantes que pudieran ocurrirte son tizas de diferentes colores dejando su marca en la superficie vacía. El sueño funciona como el borrador, ayudándote a eliminar las tensiones del día.

Aunque puede quedar un poco de polvo, el siguiente día empieza con espacio libre – tu fuerza mental – para afrontar el estrés de un nuevo día. Pero, sin un sueño suficiente, no hay tiempo suficiente para borrar todas las escrituras de esa pizarra del día anterior. Al principio, digamos en los primeros días de pasar la noche en vela, quizás te las arregles para eliminar justo lo suficiente como para dejar algún espacio vacío para más escrituras. Pero mientras pasa el tiempo, con solo un puñado o menos de horas de descanso, tu pizarra empieza a estar abrumada, abarrotada, y atestada. Antes de que te des cuenta, está llena de diferentes capas de palabras e imágenes de color rosado, violeta, azul y amarillo que van de fechas límites en el trabajo o la escuela, a problemas en la relación, a preocupaciones financieras, a ese granito en tu barbilla, a planear la fiesta de cumpleaños de tus hijos, a dolencia muscular o una torcedura del cuello, de forma tal que incluso los sitios que logres borrar, parecen no dejarse eliminar totalmente como antes.

El problema es que: la clase continua. Esa maestra llamada Vida seguirá compilando lecciones (en este caso tensiones) en la pizarra, sin importar si estás preparado o no. La vida no es parcial ni da un tratamiento especial a personas especiales. Depende de ti borrar esa pizarra al final de cada día.

Depende de ti priorizar esa simple cosa que hacemos por las noches llamada sueño.

ALGUNOS CONSEJOS RÁPIDOS PARA DORMIR MEJOR

- **Apégate lo más posible a un horario.** Esto incluye los fines de semana. Trata de ir a dormir y despertarte en el mismo rango tiempo de 1-2 horas cada día.

- **Apaga todos los dispositivos electrónicos o luces azules** al menos una hora antes de ir a dormir. En cambio, escribe en un diario o lee un libro de verdad para desconectarte. Las luces artificiales afectan tu ciclo de sueño inmensamente.

- **Evita los estimulantes,** como el café y los suplementos pre-entrenamiento, al menos 12 horas antes del sueño… o, mejor aún, trata de evitarlos completamente.

- **Si eres propenso a la indigestión, evita ingerir comidas pesadas, altas en grasa tarde en la noche.** La digestión requiere energía que tu cuerpo puede usar para recuperarse y reconstruirse. En cambio, come moderadamente 2-3 horas antes de dormir, y empieza a disminuir las bebidas también a esta hora, si tiendes a levantarte para hacer pis a media noche.

- **Descarga una Aplicación para dormir como Sleep as Android.** La misma tiene incontables herramientas, opciones de personalización, capacidades de monitoreo del sueño, alarmas, avisos de que es la hora de dormir, y otros, y ha ayudado a un gran número de mis clientes, y a mí, a entender más acerca de los hábitos de sueño personales. Además, es simplemente genial.

- **Si estás en una relación donde esta es una opción, ¡disfruta de la intimidad con tu compañero!** No solo se darán amor el uno al otro, sino que también el sexo y el clímax que lo procede en una relación consensual, ha demostrado que incita a una relajación física y mental.

2. RELACIONES Sociales Sanas

Los seres humanos son criaturas sociales por naturaleza. A la misma vez, a la hora de la verdad, estamos todos básicamente solos. Así que, tiene sentido que busquemos naturalmente alguna forma de sentirnos incluidos, aceptados, y simplemente un poco menos solos al final del día.

Esto no significa que no existan personas introvertidas y extrovertidas, o aquellas que prefieren tener más tiempo para ellas en vez de ir de un lado para otro – el alma de la fiesta. Pero, además de seguir una dieta basada en alimentos integrales y ser físicamente activo, la única cosa que tienen en común todas las regiones del mundo donde las personas viven más tiempo, es que los que viven allí son socialmente activos en sus comunidades y/o tienen un firme sistema de apoyo familiar.

Esto, como no es de extrañar, también puede ser la razón por la cual las redes sociales como Facebook, Twitter, y Instagram han prosperado en un tiempo donde las personas están cada vez más ocupadas y tienen menos tiempo para pasarlo realmente con otras personas, y, en cambio, se sienten involucrados e incluidos teniendo cientos de "amigos" al alcance de un click. También aquí es donde entra en juego la televisión. EL entretenimiento es fantástico y puede ser una forma de reunir a la gente en eventos sociales, pero ¿realmente cuánto tiempo pasas mirando una caja sofisticada o una pantalla brillante, en vez de comunicarte con la persona sentada a tu lado?

El problema aquí es que: las pantallas, los botones, y las relaciones interpersonales basadas en la tecnología no proveen la misma e única satisfacción social que ofrece una verdadera interacción de persona a persona, y esta falta de un contacto tangible puede realmente hacer sentir a las personas a la larga más solas.

Alguna vez te has parado a pensar: ¿dónde puedo tener acceso a tantas personas y tanta información con tan pequeño esfuerzo? (Pista: en ningún lado, porque no es natural).

En otras palabras, **la interacción social en internet = satisfacción artifi-cial de tu deseo interno de unificación.**

Así como puedes regresar a la naturaleza saliendo a caminar en un hermoso día en vez de en una caminadora (y obtener los beneficios adicionales que proporcionan el aire fresco y la luz del sol), puedes regresar a las relaciones sociales naturales en las cuales estas instintivamente supuesto a prosperar apagando la computadora, yendo a un evento social, y verdaderamente conectando con las otras personas presentes.

Dato curioso: ¿Sabías que ser introvertido o extrovertido no determina si disfrutas los eventos sociales o valoras las relaciones interpersonales? Sin importar que tipo de personalidad tienes, el tiempo pasado con los demás es tan necesario como el tiempo pasado contigo mismo.

La diferencia entre ser introvertido o ser extrovertido no depende de si eres tímido o escandaloso, sino de donde absorbes o ganas tu energía. Las personas extrovertidas pueden sentirse más motivadas o vigorizadas pasando el tiempo rodeado de otras personas, mientras que las personas introvertidas tienden a sentir su energía consumida cuando después de situaciones semejantes y se sienten revitalizados después de pasar tiempo con sí mismos. Esto te puede ayudar a entender cómo te hacen sentir las reuniones sociales o los ambientes llenos de gente al final del día, y por qué no hay nada de malo en aquellos que realmente necesitan un tiempo a solas después de tales eventos.

MANERAS DE CREAR NUEVAS RELACIONES SOCIALES

- **Comienza moderadamente.** Si eres un ermitaño y te sientes nervioso con solo pensar en conocer nuevas personas por tu cuenta, ir a una librería o incluso al cine por ti mismo es un gran comienzo. Al estar sumergido en un libro o sentado en la atmosfera oscura no conversacional de un teatro, estarás involucrado en algo con menos riesgo de que alguien se aproxime. Este es un pequeño paso para aprender como sentirte más cómodo contigo mismo... lo cual es una gran parte de sentirse cómodo con los demás.

- **Ponte en contacto de nuevo con familia y viejos amigos** a la manera antigua – mediante llamadas por teléfono, ponerse al día, y hacer planes. Romper el hielo, acercarse – incluso a través de un mensaje – te puede ayudar a reavivar relaciones estrechas y significativas.

- **Únete a algo** donde habrá personas que comparten intereses similares: clases interactivas, el gimnasio, actividades voluntarias, noche de bingo, clubs literarios, una iglesia; busca algo que requiera reuniones regulares o encuentros para adentrarte en un ritmo social.

- **¡Desconéctate de las redes sociales!** Lo sé, parece contradictorio considerando que se llaman... redes sociales. Pero te sentirás tan extasiado cuando veas que liberador es, figurativa y literalmente, tomar 30 días completos para desintoxicarte de las distracciones de internet. *SI necesitas estar online por motivos de trabajo, admite solo obligaciones programadas con antelación y revisa el correo no más de 2 veces al día (laborable).

3. LUZ SOLAR

Existe una idea equivocada diciendo que el sol es el enemigo, causando potencialmente desde crecimientos anómalos hasta cáncer de piel. Nos han dicho de cubrirnos de protector solar SPF-200 antes de cualquier exposición para prevenir dicha enfermedad, evitar broncear nuestra piel totalmente, y cubrirnos o regresar dentro de la casa saliendo del camino del sol.

Pero, ¿adivina qué? Los beneficios de una moderada exposición al sol en el 80% de tu cuerpo superan con creces los riesgos.

En cuanto a los incidentes de cáncer de piel y otras reacciones? Se cree que no son causados por el sol en sí mismo, sino por la combinación de rayos ultravioletas con los químicos que ponemos en nuestra piel (como lociones, jabones, y si – protector solar) y en nuestros cuerpos en forma de medicamentos e ingredientes artificiales y poco naturales. La clave para obtener beneficios es mantener un tiempo de asoleamiento moderado, evitar quemarse (tratando de estar al sol la mitad del tiempo que te tomaría quemarte), y evitar usar lociones o productos de la piel cargados de químicos como sulfatos y parabenos.

¿Estás curioso por saber qué beneficios proporciona el sol realmente? Solo algunos pueden incluir:

- Sueño mejorado estimulando la producción de melatonina

- Producción de vitamina D (la vitamina que proporciona todos estos beneficios)

- Posible prevención del cáncer

- Disminución de la severidad del Alzheimer's

- Disminución del riesgo de Esclerosis Múltiple

- Reducción del riesgo de parto prematuro

- Ayuda en la cura de enfermedades de la piel como psoriasis

- Mayor inmunidad y menor susceptibilidad a infecciones, caries, y enfermedades como la gripe y otros males respiratorios.

- Estimula un mejor humor (la depresión estacional ha sido vinculada con tener menos exposición solar)

Sip, todo eso, gracias a esa gran brillante bola de fuego en el cielo. No tan malvada, ¿verdad? ¿Y, además, quién no adora la sensación de los tibios rayos de sol envolviendo su piel? Al final, es la principal fuente de energía para todos los seres vivos en este planeta.

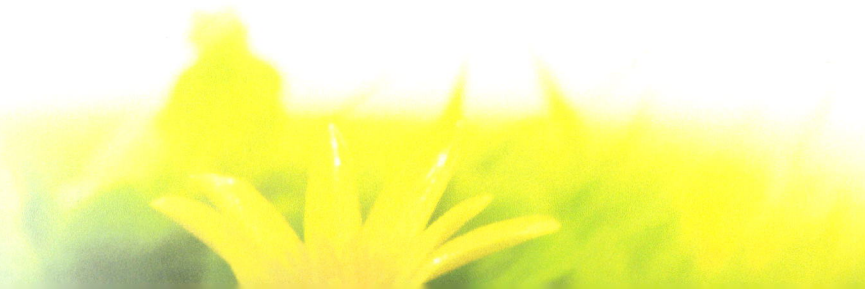

¿Cuánta **LUZ SOLAR** necesito *REALMENTE?*

Si tienes la piel clara y vives lejos del Ecuador (como la mayoría de los Estados Unidos o el Reino Unido), todo lo que necesitas es alrededor de **20 minutos 2 o 3 veces a la semana con los brazos y piernas completamente expuestas de las 11am a las 3pm** (preferiblemente el torso también, incluso más preferible, desnudo). Esto es diferente según tu situación geográfica, herencia, y color de piel, pero afortunadamente, el Instituto Noruego de Investigación Aérea ha creado una calculadora online para ayudar a saber la exposición específica a los rayos ultravioletas para obtener niveles saludables de Vitamina D. Simplemente busca "Norwegian VItamin D Calculator" en la barra de búsqueda de tu Navegador. Solo necesitas averiguar tus coordenadas de latitud y longitud, las cuales también se pueden encontrar online, para conectarse a su formulario.

Dato Curioso: Las personas ancianas de piel oscura no producen tanta Vitamina D como lo hacen otras, lo cual significa que se necesita seis veces más luz solar para obtener el nivel óptimo en comparación con una persona de piel clara promedio.

También es esencial señalar que la Vitamina D es soluble en grasa y puede ser almacenada en tu cuerpo, así que siempre y cuando puedas recibir la exposición adecuada durante los meses pico del verano, puedes almacenarla para los días de invierno. Esto es importante porque estudios muestran que la deficiencia de Vitamina D es un factor de la depresión y el desánimo, y para la mayoría de las zonas del mundo es casi imposible recibir los beneficiosos rayos ultravioletas en los meses de invierno. Por lo tanto, te puedes salvar de estas sombrías tristezas estacionales bronceándote a niveles suficientes en el tiempo de verano… o solo conviértelo en una gran razón para pasar las vacaciones en las Bahamas.

Verás, realmente hay algo que tienen los días soleados que hacen toda la diferencia.

Así que, ¿cuál de las Tres S's parece ser algo en lo que deberías trabajar o mejorar?

¿Qué hábito puedes en realidad implementar todos los días que te lleve a donde quieres estar?

LA "S" BONUS:
Lo que No Quieres HACER DE MÁS

Sorpresa! La S extra es algo que la mayoría de las personas en estos tiempos hacen demasiado... SENTARSE.

Estar sentados es algo de lo que no podemos escapar. Tenemos que sentarnos en algún momento u otro durante el día. En serio, yo estoy sentada – bueno, saltando en una gran pelota de goma si quieres ser técnico, pero aun así sentada – en este mismo momento. Estoy segura que habrás oído los peligros de ser sedentarios a estas alturas, pero realmente sabes cuánto te puede afectar el acto de estar continua y crónicamente sentados?

Estudios demuestran que el adulto americano promedio pasa de nueve a diez horas sentado al día. Eso pudiera sonar poco realista, pero veamos como pudiera ser una rutina diaria: levantarte, sentarte en el carro o el tren e ir al trabajo o la escuela, sentarte en tu escritorio hasta la hora de almuerzo, sentarte a almorzar, sentarte de nuevo en tu escritorio, sentarte en una reunión, sentarte en tu carro de vuelta a casa, sentarte a cenar, sentarte en el sofá y ver televisión o sentarte en la computadora y leer tus correos, y finalmente acostarte para ir a dormir. Ah, y sentarte en el inodoro se puede incluir un par de veces. ¿Esta rutina te suena familiar en tu caso o en el de alguien que conoces?

Desafortunadamente, esta es la rutina que siguen la gran mayoría de los americanos y los residentes de países occidentalizados. Especialmente con los avances tecnológicos, más personas están viviendo una vida sedentaria de excesivas horas de estar sentados. ¿Por qué esto es tan destructivo? Primero que todo, cuando nos sentamos disminuye el flujo sanguíneo y decrece la actividad muscular. Estar sentados todo el día causa una apreciable resistencia a la insulina, lo cual puede conllevar a la diabetes. Las personas que se sientan por más de seis horas al día tienen índices más altos de enfermedades cardíacas y múltiples tipos de cáncer incluyendo colon, ovarios, mamas, y cáncer de endometrio. Las personas que se sientan por más de seis horas al día tienen una menor esperanza de vida de hasta siete años. ¿Y la parte más alarmante?

Incluso si haces ejercicios regularmente y vas al gimnasio durante una hora cada tarde, no se contrarresta completamente el daño causado por estar sentado excesivamente.

Así que, ¿qué hacer? Empéñate en estar de pie más frecuentemente. Si no puedes cambiar de trabajo para hacer algo más activo, mejora el ambiente en el que estás, solicitando un escritorio vertical o comenzando un desafío de oficina donde das una vuelta cada quince minutos. Levántate de tu silla en vez de rodar por el piso para alcanzar una grapadora. Da una caminata durante el almuerzo. Ofrécete para hacer más recados. En resumen, prioriza tu salud y longevidad y busca la manera.

Recuerda: Así como tenemos mentes maravillosas y capaces, que están hechas para sentirse motivadas, tenemos también cuerpos maravillosos y capaces que están hechos para moverse.

El Secreto para Hacer que
TU PLAN FUNCIONE y *DURE!*

Tomemos un descanso. Tómate algunos minutos para caminar un poco o recostarte y absorber toda la información, consejos, sugerencias, y palabras de esta guía que me imagino alguno de ustedes devoró en una sentada. ¿Todo parece abrumador? ¿La vasta acumulación de factores que se necesitan para crear un estilo de vida óptimo y tu Trifecta de la Verdadera Salud parecen imposibles de lograr a la vez?

Bueno, debería. Porque, la verdad es que, probablemente no puedes alcanzar todos los factores a la vez y esperar que duren para toda la vida. **Nadie puede.**

Como dije al principio de este curso intensivo de fitness holístico, haciendo pequeños cambios de hábito – uno a uno – es la clave para asegurar que tu nuevo o mejorado estilo de vida, dure.

Usemos el ejemplo del frecuente objetivo de perder peso. **¿Por qué las personas ven resultados cuando comienzan una nueva dieta o programa?** Porque la conciencia crea el cambio, y cambiar lo que estás haciendo actualmente fomenta el progreso, y el progreso resulta en pérdida de peso para aquellos que lo desean.

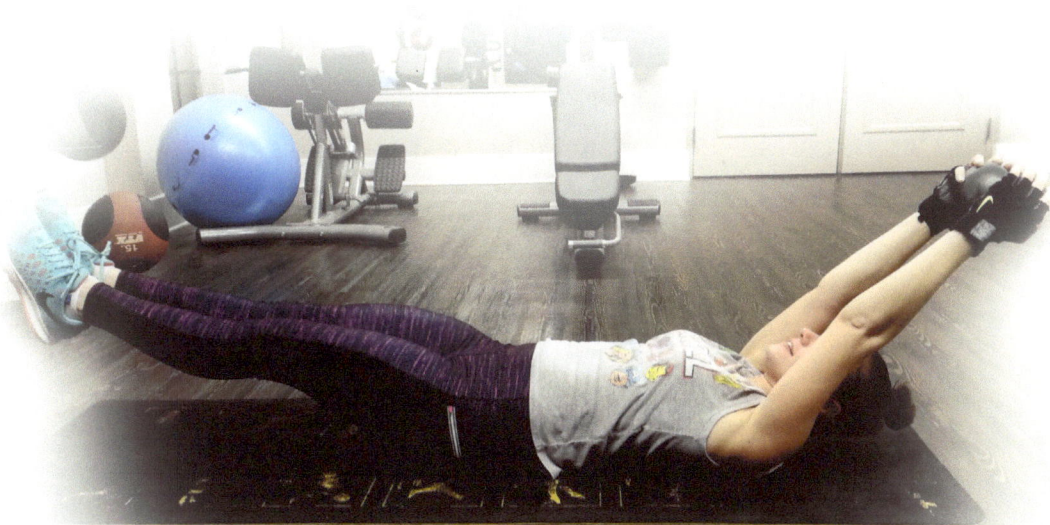

Ahora esta es la gran pregunta: ¿por qué las personas no mantienen sus resultados? Por muy numerosas que puedan ser las respuestas para cada persona, no complicaré las cosas y lo resumiré a esta secuencia de eventos:

1. El plan o programa fue tratado como una solución rápida y temporal, probablemente siendo totalmente diferente de tu típica rutina o dieta diaria.
2. Lentamente, o abruptamente, regresas a tus costumbres precedentes en cuanto termina el plan, cuando has ya soportado bastante, o tan pronto alcanzas tus resultados.
3. ¿Te acuerdas a dónde te llevaron eso viejos hábitos? **Exacto.**
4. Buscas algo nuevo para empezar que te de rápidos resultados, una vez más
5. Lava, Enjuaga, Repite

Qué te parece mejor: ¿dejar huellas en tu cuerpo y tu mente con una estresante montaña rusa de Resoluciones de Año Nuevo fallidas, peso fluctuante, seguir repetidamente "reglas" dietéticas, y momentos de sentirse sin esperanzas? ¿O tener menos estrés, un estilo de vida más sostenible y flexible, y un éxito físico y mental progresivo después de solo un año de practicar la constancia?

Es el momento de olvidarnos de la mentalidad de rápida solución. Quiero que te des cuenta de que la salud holística que dura y realmente mejora con el tiempo, es MUCHO mejor que la gratificación inmediata que te deja en un interminable ciclo tipo yo-yo.

Recuerda: necesitas priorizarte. Una de las primeras cosas que comparto con nuevos clientes es mi firme creencia en la **Teoría de la Máscara de Oxígeno**: para poder ser lo mejor posibles o poder servir a los demás, primero tienes que encargarte de ti mismo. *No hay nada de malo o egoísta en poner tu salud y bienestar por delante*, lo cual es algo que a muchas personas les cuesta aceptar. En la práctica, *le estás haciendo un gran favor al mundo que te rodea, poniéndote en primer lugar.*

A través de esta Guía Holística de Fitness para Principiantes, espero que hayas adquirido más conocimiento y un mejor entendimiento de los muchos aspectos involucrados en un fitness verdadero y holístico.

Espero que la información en estas páginas te haya ayudado a identificar las áreas en las que quizás necesites mejorar, y que los recursos compartidos te hayan dado la confianza para crear un plan de acción personal y alcanzar tus objetivos de salud y fitness.

Espero que te des cuenta que tienes lo necesario para alcanzar un bienestar completo a través del ejercicio físico, la conciencia nutricional, y el control del estrés.

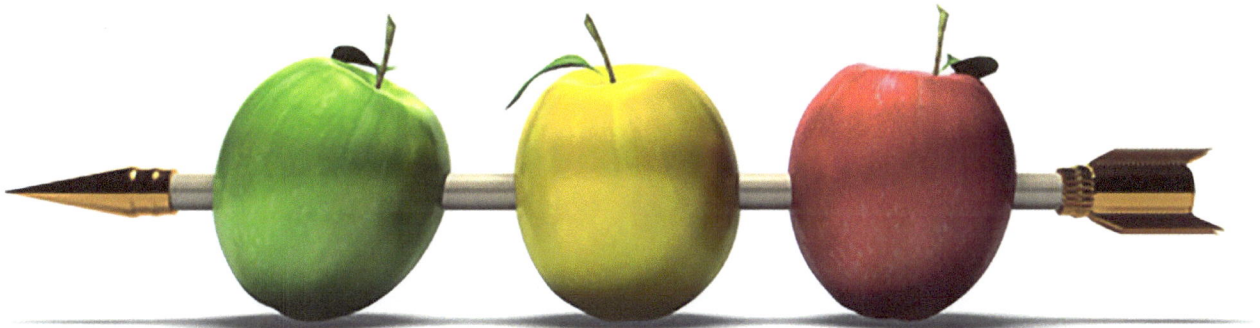

El Cuaderno Suplementario para un Bienestar en 12 meses te espera. Aprovecha el apoyo autosuficiente, el monitoreo del progreso organizado, ejercicios alentadores, y el continuo sentido de responsabilidad que pretende ofrecer. Recuerda usar el #truehealthtrifecta cada vez que compartas noticias de tu excitante progreso, metas diarias, y todo lo demás.

Estoy tan agradecida de poder ser una pequeña parte de este excitante y enriquecedor viaje que estas a punto de comenzar, y sinceramente espero que tengas un gran éxito.

Antes de que te des cuenta, estarás viviendo en tu propia y gratificante Trifecta de la Verdadera Salud.

CAPÍTULO BONUS:
El Arte de un BATIDO DE PROTEÍNAS

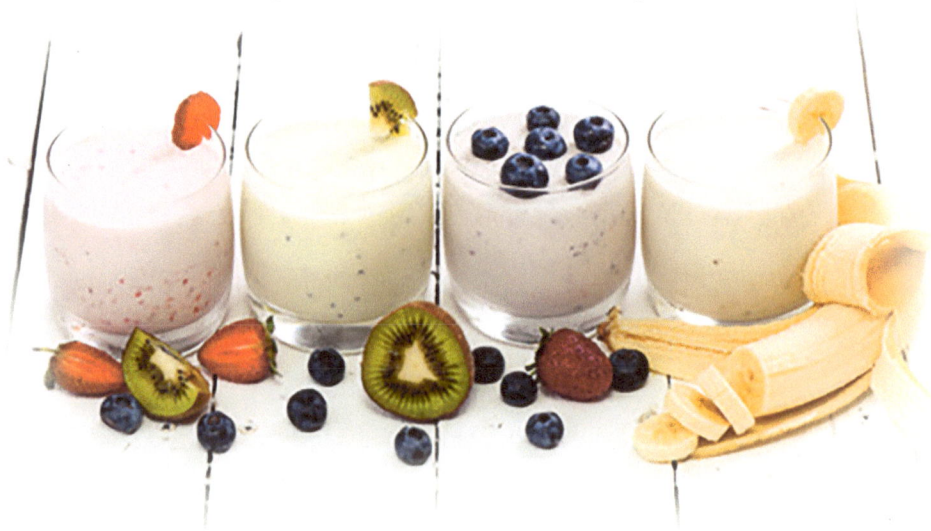

Woohoo! Parece que encontraste la pista oculta de la Guía Holística de Fitness para Principiantes.

Este es el trato. Yo sé que muchos de ustedes se preguntan, *¿Por qué tanto alboroto acerca de los batidos o licuados de proteínas?*

Una de las primeras preocupaciones que muchos de nuestros nuevos clientes han expresado, es si ellos deberían o necesitan tomar un batido de proteínas si no entrenaron ese día, o no lo hacen nunca. La respuesta es: no tienes que ser un fisiculturista o atleta intenso y comprometido para disfrutar la exquisitez y los beneficios de un batido o licuado de proteínas.

Ahora, tal como lo hacen ellos, estoy segura que muchos de ustedes se imaginan que los batidos de proteínas son el complemento de una típica persona con camiseta sin mangas y cubierto de sudor saliendo del gimnasio. Ahí va, tragando su aburrida mezcla de agua y polvo de proteínas mientras termina su entrenamiento y sale por la puerta.

Luce insípido. Luce un poco asqueroso. Tomarlo parece más una tarea. Obviamente, está relacionado con priorizar la función por encima del placer, en un ambiente donde para muchos, la misma es más importante, especialmente para aquellos que acaban de entrar en un ambiente de fitness.

Pero cuando hablo de batidos de proteínas, nunca me estoy refiriendo a ese tipo de batido de proteínas blancuzco y aburrido. Siendo una persona que aprecia el sabor y el disfrute de nutrir mi cuerpo, esa ruta de batido fisiculturista no está siempre en línea con mi preferencia personal (y tengo el presentimiento que algunos de ustedes estarán de acuerdo).

Cuando hablo de preparar un batido de proteínas, estoy hablando de qué increíble, delicioso y conveniente es crear tu propia taza rica de nutrientes la cual te encontrarás anhelando cada día. Dicho de forma clásica, estoy hablando del **arte del batido de proteínas.**

Uno de los beneficios del batido de proteínas es que son rápidos y convenientes de tomar, especialmente como un sustento de medio día o un veloz y fácil desayuno. No necesitas una mega batidora sofisticada (yo adoro mi increíblemente económica batidora de viaje hecha por Hamilton Beach) y puedes disfrutarlo mientras te preparas para tu día o en camino al trabajo.

Los batidos también pueden ser considerados un desayuno ligero, para aquellos que prefieren poner un alimento más fácil de digerir en sus cuerpos a primera hora de la mañana. Es una excelente forma de ingerir vitaminas y nutrientes hidratantes, tan pronto comience tu día… después de un gran vaso de agua, claro.

Se pueden disfrutar en cualquier período del año – pero encuentro que especialmente durante los calurosos veranos, los batidos te dejan satisfecho/a y más hidratado/a sin sentirte pesado/a o abatido/a.

Además, son tan divertidos y fáciles de hacer exactamente cómo te gustan. Puedes agregar prácticamente cualquier fruta, líquido, polvo proteico, sabores, y cualquier otra adición (como frutos secos, mantequilla de nueces, polvo de verduras, o semillas de chía, para nombrar algunos) para darle un incremento nutricional extra.

En pocas palabras, cualquiera se puede beneficiar de un batido de proteínas, sin importar cuál es tu nivel de actividad. El mismo está basado en personalizar y crear algo delicioso, rico en nutrientes y beneficioso para ti.

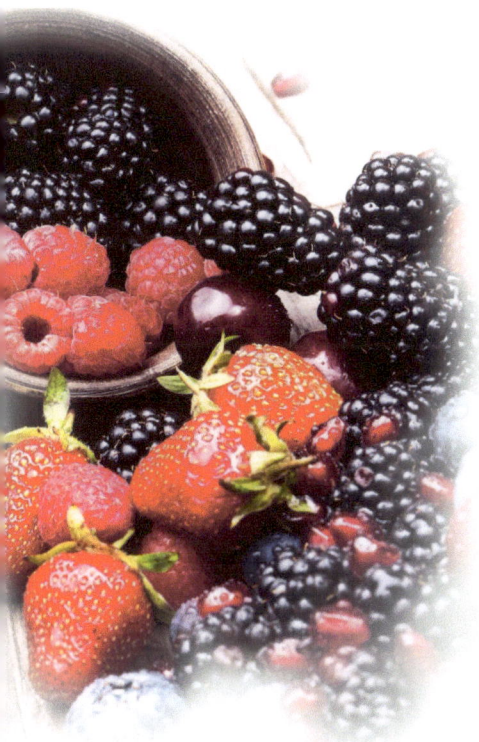

Lo básico para cualquier batido de proteínas se reduce a tres ingredientes fundamentales:

- **Polvo de proteínas** (mi favorito es RawFusion Plant Based Protein de vainilla, pero puedes usar cualquiera que desee tu corazón)

- **Líquido** (puede ser agua, cualquier tipo de leche – como leche de almendras, coco, anacardo, leche estándar, etc. o incluso jugo, café frio, o claras de huevo líquidas – las cuales cubren los factores de proteínas y líquido a la vez)

- **Fruta fresca o congelada** (¡cualquier fruta funciona! Frutos del bosque, melocotones, plátanos, y piña tienden a ser los más populares – pero no tengas miedo de incluir manzanas, peras, kiwi, melón, o dátiles. Yo siempre opto por fruta congelada, si usas fruta fresca asegúrate de agregar hielo)

... Y YA ESTÁ!

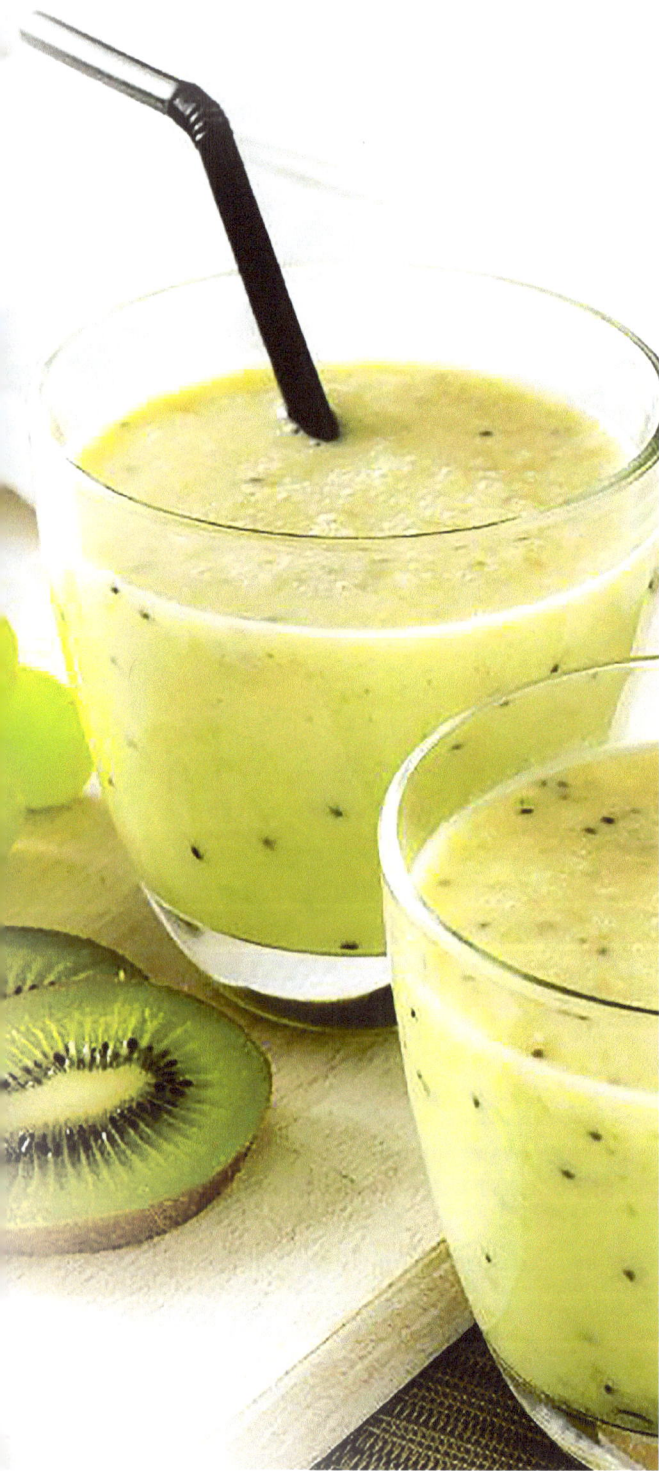

Ahora, ¿cómo lo conviertes en tu propia, emocionante y nutritiva mezcla? Algunas excelentes opciones para adicionar incluyen:

- **Altamente recomendado:** un punado de verduras frescas (las espinacas son una gran opción que pasa inadvertida, pero otras verduras como la berza, la acelga, y la lechuga romana funcionan también. Tan solo elimina los tallos fibrosos de berza y lechuga romana)

- Otros vegetales ricos en agua (como un par de tallos de apio, medio pepino, o algunas zanahorias cortadas en trozos)

- 1-2 cucharadas de grasa favorable o saludable (esta pudiera ser semillas de chía, semillas de cáñamo, semillas de lino, almendras, mantequilla de almendra, coco fresco) – este complemento te ayuda a mantenerte lleno por más tiempo ya que la grasa se demora más en ser digerida

- 1 cucharada de polvo de cacao de alta calidad, tal como mi obsesión personal: Cacao Pernignotti. *Consejo extra: opta siempre por proteína con sabor a vainilla porque lo único que tienes que hacer para convertirla en chocolate es agregar el cacao.*

- Polvo de verduras o polvo de Vitamina C

- Extractos saborizantes como vainilla, almendra, caramelo, menta, caramelo de mantequilla, etc.

- Especias, como canela, jengibre, vainilla en polvo, o nuez moscada

- Miel, sirope de arce, melaza, o un endulzante de tu gusto, si se necesita

- Café instantáneo (puedes encontrar una gran receta para un saludable Frappuccino hecho en casa en el blog de TrueHealthTrifecta.com

Busca por el post "Protein Shake" (Batido de Proteínas) en el blog de TrueHealthTrifecta.com para obtener un resumen de los diferentes tipos de polvos de proteínas entre otras cosas. Yo también trato lo más posible de compartir recetas fáciles – desde batidos a estofados a caprichos saludables – en el canal de YouTube de True Health Trifecta, por si quieres aprender todas las cosas deliciosas y buenas para ti.

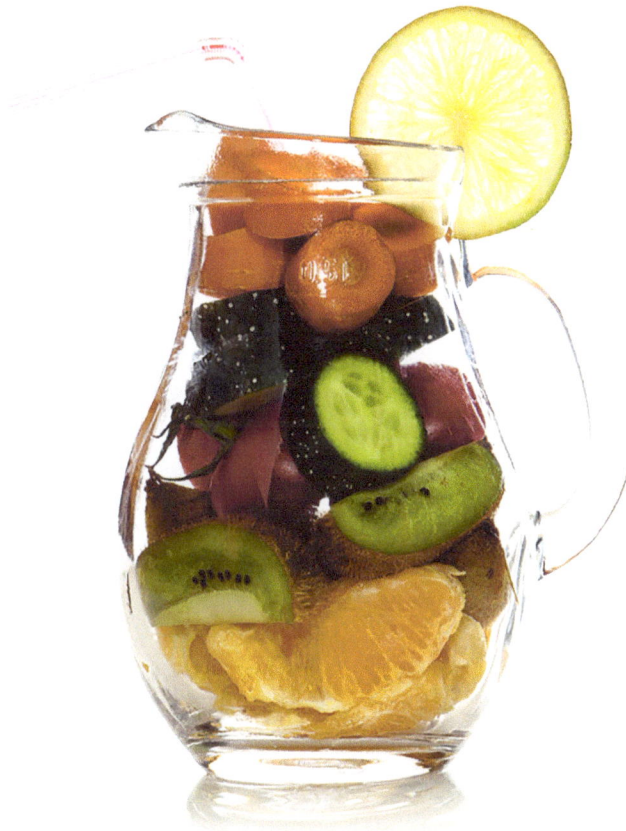

Así que, ahora que sabes cómo hacer la magia del batido de proteinas, que estas esperando? Comienza a crear y disfruta! Y por supuesto, no olvides etiquetar #truehealthtrifecta si compartes una foto en Instagram para poder dar una ojeada a tu delicioso brebaje.

AGRADECIMIENTOS

Un gran agradecimiento y un gran abrazo panda a aquellos que me ayudaron a hacer posible este libro: corrector y editor para la versión en Inglés Sharyn Essman; traducción al Español Silvia Fernández de Alaiza; corrector de textos (y buen amigo y maestro) Gerald Obando; formato y diseño Karen Hue; fotografía y vestuario de SIX:02; fotógrafo Anthony Smith; uso de las instalaciones y amistades de Anytime Fitness en Winter Park, FL; clientes convertidas en modelo al último minuto Madison, Justine, and Mallory; toda una vida de apoyo, confianza y amor de mi familia (especialmente mi segunda revisor de este libro, mi mamá!); probador de sabores, apagador de computadoras y todo lo que está en el medio Daniel Show; y un agradecimiento especial a todos mis queridos clientes y amigos -pasados y presentes- que me han permitido compartir mis pasiones con algunas de las personas más increíbles que conozco. Día tras día, estoy agradecida de su confianza y orgullosa de sus esfuerzos. Gracias desde las partes más sentimentales de mi corazón.

ACERCA DE JASMIN

Jasmin Bedria, CPT/NS, es un Experta en Salud & Fitness, Entrenadora de EFT/Control del Estrés, Investigadora Independiente de la Salud, y fundadora de True Health Trifecta: Fitness Holístico. Incorporando la aptitud física, la conciencia nutricional, y el bienestar emocional, su estilo de entrenamiento cercano y compasivo ha ayudado a cientos de clientes a alcanzar su potencial de bienestar alrededor del mundo. Su acercamiento realístico y anti-restrictivo a la nutrición y la sostenibilidad es un soplo de aire fresco para las mujeres que batallan con la pérdida de peso, el desequilibrio hormonal, y la dieta yo-yo.

Jasmin ha sido una entrenadora de influencia de SIX:02, es una reconocida Embajadora de la Salud Comunitaria, una escritora sobre salud y fitness publicada, antigua Experta de Google Helpouts, Directora de Programación Nutricional para WELL Inc. y propietaria de CatLadyFitness.com.

Para saber más acerca de Jasmin o recibir actualizaciones acerca de nuevos y emocionantes recursos, libros, videos, y programas, por favor visita TrueHealthTrifecta.com

¡Mantente conectado!

Facebook : facebook.com/truehealthtrifecta
YouTube : youtube.com/truehealthtrifecta
Instagram : @jazamina
Twitter : @jazamina

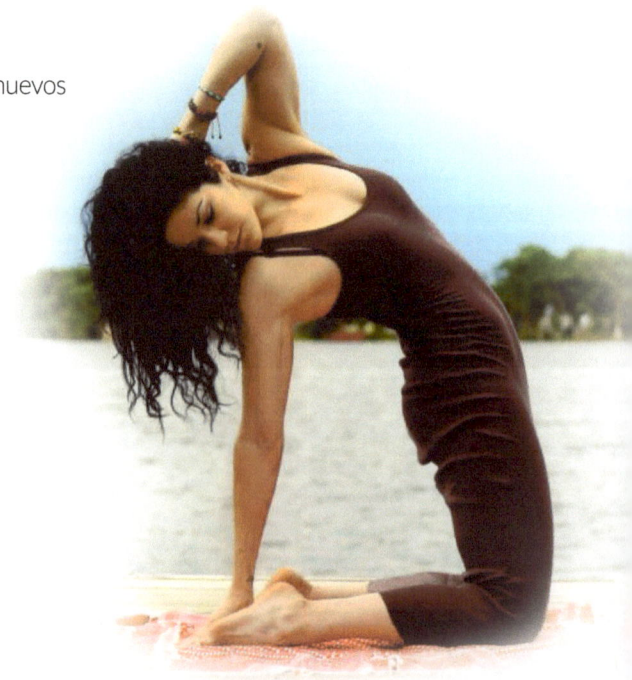

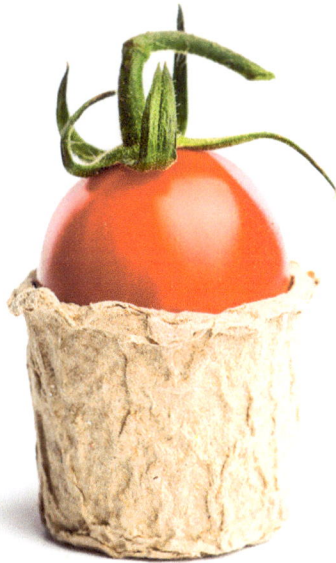

www.ingramcontent.com/pod-product-compliance
Lightning Source LLC
Chambersburg PA
CBHW041704200326
41518CB00003B/185